MANN
GEBER

Buch

Die Alexander-Technik ist ein allgemein anerkannter und seit Jahrzehnten bewährter Weg, die körperliche und geistige Gesundheit zu steigern und das Funktionieren des gesamten Organismus zu steigern. In diesem Buch beschreibt F. M. Alexander erstmals auf sehr persönliche Weise, wie er durch konsequente Selbstbeobachtung und durch die Arbeit mit einer ständig wachsenden Zahl von Schülern die Prinzipien seiner Technik entwickelte und welche Anregungen er aufgrund jahrelanger Erfahrung für die praktische Umsetzung seiner Methode weitergeben kann.

Autor

F. M. Alexander, 1869 in Tasmanien (Australien) geboren, 1955 in London gestorben. Ursprünglich Rezitator, entwickelte er Anfang dieses Jahrhunderts die nach ihm benannte Alexander-Technik. Heute gibt es nahezu in allen Teilen der Welt Ausbildungsinstitute und Alexander-Lehrer, die seine Arbeit fortsetzen.

F.M.ALEXANDER

DER GEBRAUCH DES SELBST

Die Grundlagen der Alexander-Technik

Aus dem Englischen übertragen
von Sabina Manassi und Thomas Fehr

GOLDMANN VERLAG

Die Originalausgabe erschien unter dem Titel »The Use of the Self«, erstmals veröffentlicht 1932 by Methuen & Co. Ltd., London; diese Ausgabe wurde erstmals veröffentlicht 1985 by Victor Gollancz Ltd., London.

Umwelthinweis:
Alle bedruckten Materialien dieses Taschenbuches
sind chlorfrei und umweltschonend.
Das Papier enthält Recycling-Anteile.

Der Goldmann Verlag
ist ein Unternehmen der Verlagsgruppe Bertelsmann

Genehmigte Taschenbuchausgabe 1993

Umschlaggestaltung: Design Team München
Satz: IBV Satz- und Datentechnik GmbH, Berlin
Druck: Presse-Druck Augsburg
Verlagsnummer: 13732
Ba · Herstellung: Sebastian Strohmaier
Made in Germany
ISBN 3-442-13732-2

10 9 8 7 6 5 4 3 2 1

Inhalt

Gewidmet all denen,
die mir mit ihrem Interesse
und ihrer Teilnahme an meiner Arbeit
zu den Erfahrungen verholfen haben,
über die ich in diesem Buch berichte.

Vorwort zur deutschen Ausgabe

Dieses Buch erschien zum ersten Mal im Jahre 1932 und wurde seitdem regelmäßig neu aufgelegt. Aufgrund des ständig wachsenden Interesses an der Alexander-Technik und ihrer stetigen Verbreitung im deutschen Sprachraum sind in den letzten 20 Jahren einige Bücher zu diesem Thema erschienen. Wir glauben, daß der Zeitpunkt gekommen ist, nun auch diesen Klassiker des Begründers dieser Arbeit in deutscher Ausgabe herauszubringen.

Die Entwicklung und Verbreitung der Alexander-Technik hat sich weitgehend im stillen vollzogen. Die Arbeit wird unspektakulär im Einzelunterricht von Lehrer zu Schüler weitergegeben, und sie entzieht sich einer ihr im ganzen gerecht werdenden Beschreibung. Immer wieder müssen selbst Fortgeschrittene, die von ihren Bekannten um Auskunft gebeten werden, die Antwort schuldig bleiben. Auch dieses Buch kann sie nicht vollständig geben. Es ist jedoch – als drittes von vieren – dasjenige, in dem Alexander seine Forschungen und seine Arbeitsweise so klar und unmißverständlich, so »detailliert« wie möglich darstellt. Er vermeidet Fachbegriffe der etablierten Wissenschaften und führt eigene, aus der Sache heraus verständliche Begriffe ein, die er knapp, aber präzise erklärt – meist in den darum sehr lesenswerten Anmerkungen, die am Ende des Buches zusammengefaßt wurden. Daß sein Stil dabei nicht sehr elegant geworden ist, müssen wir in Kauf nehmen.

Frederick Matthias Alexander wurde am 20. Januar 1869 in Wynyard, Tasmanien (Australien), geboren. Von schwächlicher Konstitution – sein Überleben war zunächst gar nicht gesichert –, wuchs er naturverbunden und fern von den großen Kulturzentren auf. Früh schon ließ er einen ausgeprägten Wissensdurst erkennen, und als Jugendlicher widmete er sich leidenschaftlich der dramatischen Kunst. Anfang der neunziger Jahre des letzten Jahrhunderts gab er Solo-Abende, an denen er mit Vorliebe Shakespeare rezitierte. Einer sich abzeichnenden Karriere als Rezitator stellten sich jedoch bald Schwierigkeiten mit seiner Stimme entgegen. Sie bildeten den Anlaß zu seinen Forschungen, aus denen seine heute unter dem Namen »Alexander-Technik« bekannte Arbeit erwuchs; sie sind im ersten Kapitel dieses Buches ausführlich beschrieben. 1904 siedelte er nach London über, um von dort aus seine Arbeit einem größeren Kreis von Menschen bekanntzumachen. Er hatte bald Fuß gefaßt und arbeitete, wie schon vorher in Australien, mit Sängern, Schauspielern und auch Patienten, die ihm von einzelnen aufgeschlossenen Ärzten überwiesen wurden. Dazu gesellten sich prominente Persönlichkeiten, um Unterricht bei ihm zu nehmen – »man« ging zu Alexander. Seit dem Ersten Weltkrieg unterhielt er auch eine Unterrichtspraxis in Amerika; und 1931, kurz bevor dieses Buch erschien, eröffnete er die erste Ausbildungsklasse für künftige Lehrer der Alexander-Technik. (Zu den ersten Studenten gehörte übrigens auch Sir George Trevelyan, heute ein Exponent der »New-Age«-Bewegung). Am 10. Oktober 1955 starb Alexander nach einem arbeitsreichen Leben im Alter von 86 Jahren.

Bis um das Jahr 1914 hatte Alexander seine Methode verbal vermittelt, d. h. er saß seinen Schülern gegenüber und versuchte, sie anzuleiten, seine Experimente nachzuvollziehen. Da aber den wenigsten Leuten seine Art zu denken eigen war und er auch die Erfahrung, um die es ihm ging, mit Worten nicht eindeutig vermitteln konnte, war er gezwungen, mehr und mehr seine Hände einzubeziehen. Zum Glück, möchte man sagen, denn so entwickelte sich die Alexander-Technik zu einer sehr wirkungsvollen Arbeitsweise, in der gezielt subtile Veränderungen im Kontakt von Mensch zu Mensch bewirkt werden können. Die Hände werden dabei zu einem Medium nonverbaler Kommunikation. Dem liegt das Phänomen zugrunde, daß Informationen über die Zustandsqualität eines anderen Organismus *direkt,* gleichermaßen induktiv übertragen werden.

Der Gebrauch der Hände im Unterricht geht damit weit über

eine bloße Manipulation hinaus: Ein Lehrer der Alexander-Technik kann in sich selber »lesen«, was sich im anderen jeweils ändert oder ändern sollte, und um etwas im anderen zu bewirken, muß er es in sich selbst zustande bringen. Man wird dabei an altüberlieferte Praktiken erinnert, wie sie von gewissen Sufi-Bewegungen, im früheren Yoga oder im Zen gepflegt wurden bzw. werden. Ich erinnere mich, wie ich zu Beginn meiner Alexander-Lektionen ganz deutlich spürte, daß mir mit dieser Arbeit die Möglichkeit gegeben war, als Europäer einen entsprechenden westlichen Weg zu gehen.

Ein anderes wichtiges Prinzip der Alexander-Technik ist, daß dem Organismus nichts aufgezwungen wird, was ihm fremd wäre; ganz im Gegenteil geht es darum, gewohnheitsmäßiges Fehlverhalten zu vermeiden bzw. latent vorhandene und meist verschüttete Funktionen wiederzubeleben. Dies aber nicht mit einer direkten Steuerung dieser Funktionen oder von Teilen des Körpers, sondern mit dem einzig wirklich Neuen, was der Schüler hier lernt, nämlich der bewußten Steuerung des Gebrauchs seiner Gesamtheit; daher der Titel dieses Buches *Der Gebrauch des Selbst.* Somit erstreckt sich der Anwendungsbereich der Alexander-Technik auf das gesamte Spektrum menschlicher Aktivitäten, und man kann mit diesen Erfahrungen praktisch verstehen, daß z. B. Tätigkeiten wie aufstehen, einen Arm heben, musizieren oder ein Gedicht rezitieren alle nach denselben grundlegenden Gesetzmäßigkeiten ablaufen und alle auf gleiche Weise auf indirektem Wege bewußt gesteuert und begleitend überwacht werden können: Das berühmte »Geschehen lassen« kann so mit Bewußtheit möglichst angenähert und ausgelöst werden.

Das aufgeschlossene Publikum jener Zeit orientierte sich an den damals gerade neuen Thesen von Pawlow; Verhalten und Verhaltensänderung waren das Thema. Alexanders Terminologie ist der Zeit entsprechend mechanistisch: Gebrauch (»use«), Steuerung und Anweisungen (»directions«) und Überwachung (»control«) zeugen davon. Man sollte sich davon aber nicht täuschen lassen. Mit »Mechanismen« z. B. sind immer die »psycho-physischen« gemeint, und es gibt den berühmten

Satz über das Erteilen von Direktiven »alle zusammen, eine nach der andern«. Das sind alles Versuche, die erlebbare Wirklichkeit der unteilbaren Ganzheit des Menschen zu vermitteln, Versuche, die im Unterricht viel eher gelingen können als durch das geschriebene Wort.

Stäfa, 16. Mai 1988 *Thomas Fehr*

Vorwort zur ersten Auflage (1931)

Seit der Veröffentlichung meines letzten Buches bin ich von der in Zuschriften geäußerten Anerkennung des Wertes und der Reichweite meiner Technik von Mitgliedern sowohl der medizinischen als auch der erzieherischen Berufe sehr ermutigt worden. Gerade als wir die Zusammenstellung des Materials zu diesem Buche beendet haben, erhielt ich von J. E. R. McDonagh ein Exemplar seines dritten Buches über die Natur der Krankheit *(The Nature of Disease,* Heinemann), in dem er das erste Kapitel mit dem Titel »Dis-Koordination und Krankheit« einer Besprechung meiner Arbeit gewidmet hat. McDonaghs einleitende Zeilen sind vielleicht ganz interessant:

Im Epilog zum zweiten Teil von *The Nature of Disease* kündigte der Autor an, die Medizin und die Arbeit von F. M. Alexander über bewußte Überwachung des Individuums miteinander in Wechselbeziehung zu bringen. Diese Ankündigung erfolgte, als der Autor nach einem Besuch Alexanders und der Beobachtung seiner Technik erkannte, daß der falsche Gebrauch des Körpers in der Krankheit eine wichtige Rolle spielt. Jetzt, da die Zeit gekommen ist, das Versprechen einzulösen, ist der Autor weniger zuversichtlich, ob es ihm gelingt. Dies teils deswegen, weil die Sichtweise Alexanders möglicherweise noch fundamentaler ist als die des Autors, daß es nämlich nur eine Krankheit gebe; teils, weil das geschriebene Wort weder die Idee umfassend vermitteln noch die Technik befriedigend beschreiben kann, und teils, weil es bei der Verbindung irgendeines Themas mit der Medizin notwendig ist, den grundlegenden Fehler zu begehen, Unterschiede herauszuarbeiten statt Wechselbeziehungen herzustellen.

Andere Mediziner unterstützen mich, wie man dem entnehmen kann, was sie in einem offenen Brief geschrieben haben, und ich habe im fünften Kapitel Hinweise gegeben, wie die medizinische Diagnose vervollständigt werden könnte, wenn man die von mir vertretenen Prinzipien und Prozeduren in die medizinische Ausbildung mit aufnähme.

Ein Freund und Schüler hat das Manuskript des ersten Kapitels gelesen und mich darauf aufmerksam gemacht, daß einige Leser zur Auffassung gelangen könnten, meine Technik sei in ihrer Nützlichkeit auf solche schwerwiegenden Fälle, wie ich sie beschrieben habe, beschränkt. Dies ist jedoch nicht der Fall, denn es sind oft Schüler zu mir gekommen, die frei von solchen Beschwerden waren. Sie glaubten jedoch – und die Ergebnisse bestätigten dies –, daß sie, wie gut sie auch immer mit Gesundheit und anderen Gaben versehen waren, Nutzen daraus ziehen könnten, wenn sie lernten, den Gebrauch ihrer selbst in ihren täglichen Aktivitäten bewußt zu steuern und zu überwachen.

Die Leser meiner vorangegangenen Bücher kennen mein spezielles Interesse an der Schulung von Kindern, und das eben Gesagte betrifft die frühe Schulung ganz besonders. In diesem Zusammenhang möchte ich auf den Nutzen hinweisen, den Kinder und Jugendliche aus unserer kleinen Schule ziehen, wo sie lernen, die Technik für die Steuerung eines verbesserten Gebrauchs ihrer selbst in all ihrem »Tun«, ihrem Lesen, Schreiben usw., in die Praxis umzusetzen.

Ich freue mich auch, mitteilen zu können, daß der erste Ausbildungskurs für Lehrer meiner Arbeit im März dieses Jahres begonnen hat, und möchte diese Gelegenheit nutzen, um A. Rugg-Gonn für seinen Artikel zu danken, den er unter der Überschrift »Ein neuer Beruf« im *Women's Employment* (Juni 1931) geschrieben hat. Dort wies er auf die Vorteile für junge Leute hin, die diese Arbeit als Beruf ergreifen, und er berichtete auch über die Arbeit in der kleinen Schule. Die Veröffentlichung dieses Artikels zog so viele Anfragen nach sich, daß ich mich entschlossen habe, im Anhang einen Nachdruck des offenen Briefes aufzunehmen, der an Interessenten eines Ausbildungskurses gerichtet ist, sowie Näheres über die Arbeit in der kleinen Schule zu berichten, wo den Kindern geholfen wird, die Prinzipien und Prozeduren, die zu meiner Technik gehören, bei ihrer Arbeit in der Schule in die Praxis umzusetzen, welches auch immer das Thema sein mag, dem ihre Aufmerksamkeit gilt.

Die Ergebnisse der Erfahrungen, die ich im ersten Kapitel skizziert habe, scheinen mir mit einzuschließen, daß mit dem Erlernen einer bewußten Steuerung des Gebrauchs des menschlichen Organismus ein bis dahin »unentdecktes Feld« betreten wird, das ungeahnte Reichtümer für die Entwicklung der menschlichen Möglichkeiten enthält. Alle, die sich die Zeit nehmen und die Mühe machen, die Prozeduren durchzuführen, die notwendig sind, um eine bewußte Steuerung des Gebrauchs zu erwerben, können dies überprüfen.

Ich wage zu behaupten, daß sogar das auf diesen Seiten mitgeteilte spärliche Wissen über den Gebrauch des Selbst ausreichen kann, um Forscher, sei es in der Biologie, Astronomie, Physik, Philosophie, Psychologie oder einem anderen Fach, erkennen zu lassen, daß sie in ihrem Suchen ein Feld für Erfahrungen übergangen haben, das, wenn es erkundet wird, den Voraussetzungen, auf denen ihre jeweiligen Folgerungen beruhen, neues Material hinzufügt. Denn schließlich ist das Selbst das Instrument, durch welches sich diese Forscher alle ausdrükken müssen. Wenn daher das Wissen um die bewußte Steuerung des Gebrauchs der psycho-physischen Mechanismen zum gemeinsamen Ausgangspunkt ihrer Forschungen gemacht werden würde, ginge mit Sicherheit die Tendenz dahin, die Resultate ihrer jeweiligen Arbeiten sowohl zu vereinheitlichen als auch zu verstärken, und zwar in größerem Maße als alles, was bis jetzt getan wurde.

Ich möchte die Gelegenheit nützen, John Dewey dafür zu danken, daß er mir einmal mehr seine unschätzbare Unterstützung gewährt und mir erlaubt, aus seinem Buch *Experience and Nature* zu zitieren. Ich möchte auch Dr. Peter Macdonald für das Lesen des Manuskriptes, für seine wertvollen Kritiken und seine konstruktiven Vorschläge danken. Ferner danke ich Ethel Webb und Irene Tasker für die Vorbereitung des Materials für die Veröffentlichung; ich bin beiden für ihre wertvolle und unermüdliche Hilfe speziell zu Dank verpflichtet, denn ohne sie hätte sich die Veröffentlichung des Buches verspätet. Mary Olcott und Edith Lawson danke ich für die sorgfältige Durchsicht der Korrektur-Fahnen, Evelyn Glover für ihre Hilfe bei der endgültigen Vorbereitung der maschinenschriftlichen Fassung und zweien meiner Studenten, George Trevelyan und Gurney MacInnes für das Zusammenstellen des Registers. Ich möchte auch Sir Arthur Eddington, Dr. A. Murdoch und Sir Edward Holderness für ihre Erlaubnis danken, aus ihren Vorträgen und Artikeln zitieren zu dürfen.

24. Juli 1931 *F. Matthias Alexander*

Vorwort zur Neuauflage (1941)

Durch die Notwendigkeit einer Neuauflage dieses Buches kann ich versuchen, gewisse Schwierigkeiten zu klären, die in den Briefen einiger meiner Leser erwähnt werden; Schwierigkeiten, die beim Versuch auftreten, für sich allein meine Technik anwenden zu lernen. Was sie am meisten beschäftigt, ist, »wie man es macht«. Einige dieser Schreiber haben mir ziemlich ernste Vorwürfe gemacht, weil sie, wie sie sagen, es nicht fertigbringen, die Technik aus dem, was ich in meinen Büchern beschrieben habe, allein zu erlernen. Doch sie sollten sich bewußt sein, daß viele trotz aller Sachbücher nicht imstande sind, sich z.B. Autofahren, Golfspielen oder Skifahren beizubringen oder sich sogar solche vergleichsweise einfachen Gebiete wie Geographie, Geschichte oder Mathematik ohne die Hilfe eines Lehrers anzueignen.

Sie sollten daher nicht von der Feststellung überrascht sein, daß es ihnen nicht gelingt, meine Technik zu erlernen, vor allem wenn sie beim Versuch, den Gebrauch ihrer selbst zu ändern und zu verbessern, dazu angehalten werden, gemäß einem neuen Prinzip vorzugehen; und weiter auch deswegen, weil sie bei diesem Vorgehen unausweichlich in Kontakt mit bisher unbekannten Erfahrungen kommen müssen, da das Ausführen der notwendigen Prozeduren nach einer Art des Gebrauchs des Selbst verlangt, die neu und unvertraut ist und die beim ersten Mal als »falsch empfunden« erfahren wird. Jeder Versuch, meine Technik anzuwenden, um den Gebrauch des Selbst zu ändern und zu verbessern, ist deshalb zum Scheitern verurteilt, wenn man sich dabei weiterhin auf sein »Gefühl« verläßt, das einem vertraut war und einen beim alten und gewohnten »Tun« geleitet hat, das sich »richtig« angefühlt hatte, aber offensichtlich falsch war, da es uns ja in die Irre geführt hat.

Könnte es nicht sein, daß einige derer, die sich über die

Schwierigkeiten beklagt haben, für sich allein zu lernen, diesen Punkt übersehen haben und insofern für ihren eigenen Mißerfolg selbst verantwortlich wären? Und ich möchte hier gleich eine Warnung für die anfügen, denen ich zu helfen versuche, denn ein Studium der Briefe, in denen von Verständnisschwierigkeiten geschrieben wird, läßt vermuten, daß sie nach einem schnellen Durchlesen meiner Bücher statt nach einem gründlichen und sorgfältigen Studium des Themas verfaßt wurden. Ich las unlängst einen Artikel, in dem vorgeschlagen wurde, das Schnell-Lesen zu üben, obwohl die Gewohnheit, zu schnell zu lesen, wobei das Verstehen von der Geschwindigkeit dominiert wird – diesem Königsweg zur physischen und psychischen Unordnung der Menschheit – heutzutage allzusehr verbreitet ist. Dies ist nur ein Beispiel für die Gewohnheit einer zu schnellen Reaktion auf Reize im allgemeinen. Die meisten Mißverständnisse, falschen Auffassungen und fehlgeleiteten Bemühungen können auf die weite Verbreitung dieser Gewohnheit zurückgeführt werden, die sich heute bei der großen Mehrheit der Menschen darin zeigt, wie sie mit den Angelegenheiten, die Organisation des Körpers betreffend, umgehen.

Und nochmals: Diejenigen, die mich um Hilfe angeschrieben haben, wie sie allein lernen sollten, sind offensichtlich fast ausschließlich von der Idee besessen, zu erlernen, wie man »es richtig tut«. Als Antwort darauf möchte ich sie auf das erste Kapitel dieses Buches verweisen, in dem ich so genau wie möglich geschildert habe, was ich tat und (das erwies sich schließlich sogar als noch wichtiger) was ich *nicht* tat, als ich für mich allein lernte. Wenn sie in Kapitel 1, Seite 25 nachlesen, werden sie feststellen, daß ich zu Beginn meiner Experimente herausfand, daß ich mich nicht in erster Linie mit »Tun« befassen durfte, wie ich damals »Tun« verstand, sondern mit *Unterbinden meines Tuns* – das heißt, mich selbst davon abzuhalten, meine Zustimmung zu geben, ein Ziel mit dem Mittel dieses gewohnheitsmäßigen »Tuns« zu erreichen, welches ja dazu führte, daß ich den falschen Gebrauch meiner selbst wiederholte, den ich doch zu ändern wünschte. Mein Bericht zeigt, daß ich, je weiter ich in meiner Suche nach einem Weg vorankam, mich von der

Sklaverei der gewohnheitsmäßigen Reaktion zu »tun« zu befreien (die ich mir erworben hatte, indem ich der Führung meiner unzuverlässigen sinnlichen Wahrnehmung vertraut hatte), desto deutlicher erkennen mußte, daß meine einzige Chance, mich zu befreien, darin bestand, *in einem ersten Schritt* die Zustimmung zu meinem gewöhnlichen »Tun« beim Ausführen irgendeiner beliebigen Tätigkeit zu verweigern.

Weiter sprechen meine Korrespondenten nirgendwo in ihren Berichten über die Schwierigkeiten mit der Primärkontrolle des Gebrauchs. Dies ist von spezieller Bedeutung, denn es war meine frühe Erkenntnis, daß es notwendig ist, das Falsche zu verhindern, die mich zur Entdeckung der Primärkontrolle meines Gebrauchs führte, und ich betone diese Entdeckung als die überhaupt wichtigste, in meinen Anstrengungen weiterzukommen. Ich ersuche deshalb diejenigen Leser, die allein lernen möchten, dieses Kapitel noch einmal zu lesen, in dem ich nicht nur von meinen Schwierigkeiten berichte, sondern auch von den Mitteln, wodurch ich mich von ihnen befreite. Sie werden dann erkennen, daß mir die Entdeckung der Primärkontrolle einen Weg eröffnete, auf dem ich einen sicheren Übergang von »idealistischer Theorie zu konkreter Praxis« vollziehen konnte, solange ich mich auf eine bewußte statt auf eine automatische, auf die Sinne abgestützte Führung verließ. Wir können diesen Übergang nicht mit Sicherheit vollziehen, solange wir uns zur Führung auf das »Empfinden« und den »Willen zu tun« verlassen, die von Instinkten bestimmt werden, von denen viele ihre Nützlichkeit überlebt haben und die mit nicht vertrauenswürdigen Erfahrungen verknüpft sind, die als »richtig empfunden« eingeschätzt werden.

Ich kann meinen Lesern versichern, daß jeder, der mir durch meine geschilderten Erfahrungen hindurch folgen wird, insbesondere im Hinblick auf »Nicht-Tun«, nur profitieren kann; aber ich muß betonen, daß sie mir nicht folgen werden, wenn sie nicht einsehen:

1. daß Wissen, das mit Sinneserfahrung zu tun hat, mit dem geschriebenen oder gesprochenen Wort nicht so übermittelt

werden kann, daß es für den Empfänger dasselbe bedeutet wie für den, der es zu übermitteln versucht;
2. daß sie sich notwendigerweise auf neue »Mittel wodurch« verlassen müssen, um ihre Ziele zu erreichen, und daß sie sie zunächst als »falsch empfunden« einordnen werden, wenn sie die Prozeduren ausführen, da diese ungewohnt sind;
3. daß der Versuch, Änderungen herbeizuführen, die Wachstum, Entwicklung und fortlaufende Verbesserung im Gebrauch und im Funktionieren des menschlichen Organismus in sich beinhalten, notwendigerweise nach Anerkennung, ja nach einem Willkommen des Unbekannten in der Sinneserfahrung verlangt und daß dieses »Unbekannte« nicht mit den Sinneserfahrungen verglichen werden kann, die bis dahin als »richtig empfunden« bewertet wurden;
4. daß »versuchen und es richtig hinkriegen« mittels direktem »Tun« bedeutet, zu versuchen und zu wiederholen, was bekannt ist, und nicht zum »Richtigen«, dem bis dahin immer noch »Unbekannten«, führen kann.

Jedem, der diese Punkte anerkennt und den Grund dafür einsieht, sie immer im Blickfeld zu behalten, während er gemäß den Anwendungsprinzipien der Technik arbeitet, würde ich sagen: »Nur voran, aber denk daran, daß die Zeit von entscheidender Bedeutung für das Abkommen ist.« Ich habe Jahre bis zu dem Punkt gebraucht, der mit der Hilfe eines erfahrenen Lehrers in wenigen Wochen erreicht werden kann.

Die wahre Lösung des Problems liegt in der umfassenden Anerkennung des Prinzips der *Vorbeugung* anstelle von »Heilung« und zu guter Letzt in der Erkenntnis, daß das wertvollste Wissen, das wir je besitzen können, dasjenige von Gebrauch und Funktion des Selbst und der Mittel ist, wodurch das menschliche Individuum den Stand seiner Gesundheit und seines allgemeinen Wohlbefindens fortlaufend heben kann. Und denen, die für individuelles Recht und individuelles Bestreben in der heutigen Welt eintreten, erlaube ich mir zu versichern, daß es als Training, um diese lobenswerten Ideale zu erreichen, keine grundlegendere Erfahrung gibt als die, mit oder ohne Lehrer geduldig seine Zeit dem Studium zu widmen, um die Technik im Akt des Lebens anzuwenden. Der Wunsch, daß die Menschheit die Erbschaft der vollen individuellen Freiheit inner- und außerhalb des Selbst antritt, bleibt immer eine »idealistische Theorie«. Ihre Übertragung in die Praxis ruft nach individueller Freiheit im Denken und Tun durch die Entwicklung von bewußter Führung und Überwachung des Selbst. Dann, und nur dann, wird das Individuum von der Herrschaft der instinktiven Gewohnheit und der Sklaverei der damit verbundenen automatischen Art der Reaktion befreit werden.

19. Dezember 1941 *F. Matthias Alexander*

1. Entwicklung einer Technik

> Vor allem muß ich also die Menschheit bitten, nicht anzunehmen, daß... ich eine neue philosophische Sekte begründen möchte. Denn darum geht es mir nicht; noch denke ich, daß es für das Schicksal der Menschheit eine große Rolle spielt, welch abstrakte Vorstellungen man betreffend die Natur und die Gesetzmäßigkeiten der Dinge hegt; und ohne Zweifel können viele alte Theorien darüber wiederbelebt und auch viele neue eingeführt werden; genau wie viele Theorien über den Himmel entwickelt werden können, die gut genug mit den Phänomenen übereinstimmen und sich doch voneinander unterscheiden.
>
> Aber ich für mein Teil halte mich mit solch einer spekulativen und überdies nutzlosen Angelegenheit nicht auf. Mein Ziel ist im Gegenteil zu versuchen, ob ich nicht vielmehr die Grundlagen viel sicherer legen und die Grenzen der Kraft und Großartigkeit des Menschen um vieles erweitern kann.
>
> *Francis Bacon (Novum Organum CXVI).*

Meine zwei früheren Bücher, *Man's Supreme Inheritance* und *Constructive Conscious Control of the Individual,* enthalten eine Beschreibung der Technik, die ich über eine Zeitspanne von mehreren Jahren nach und nach entwickelt habe, auf der Suche nach einem Mittel, mit dem fehlerhafte Zustandsbedingungen im Gebrauch des menschlichen Organismus verbessert werden könnten. Ich muß zugeben, daß ich zu Beginn meiner Forschung, wie die meisten Menschen auch, »Körper« und »Geist« für getrennte Teile eines ganzen Organismus gehalten hatte und dementsprechend glaubte, menschliche Krankheiten, Schwierigkeiten und Unzulänglichkeiten in »geistige« und »körperliche« einteilen und mich mit ihnen jeweils auf rein

»geistiger« oder rein »körperlicher« Ebene befassen zu können. Jedoch zwangen mich meine praktischen Erfahrungen, diesen Standpunkt aufzugeben, und wer meine Bücher gelesen hat, wird bemerkt haben, daß die darin beschriebene Technik auf einer entgegengesetzten Auffassung gründet, daß es nämlich bei jeglicher menschlicher Aktivität *unmöglich* ist, »geistige« und »körperliche« Vorgänge voneinander zu trennen.

Dieser Wandel meiner Auffassung ist nicht die Frucht ausschließlich theoretischer Betrachtungen meinerseits. Er ist mir durch die Erfahrungen aufgezwungen worden, die ich beim Erforschen eines neuen Gebietes praktischen Experimentierens mit dem lebenden menschlichen Wesen gewonnen habe.

Die Briefe, die ich von meinen Lesern erhalte, zeigen, daß eine große Mehrheit derer, die von einer Einheit von geistigen und körperlichen Vorgängen in den menschlichen Tätigkeiten ausgehen, Mühe hat, die Bedeutung der praktischen Seite dieser Theorie zu verstehen. Diese Schwierigkeit taucht in meinem Unterricht immer wieder von neuem auf, aber man kann dem Schüler in einigen Lektionen zeigen, wie bei jedem Gebrauch des Selbst[1] das Geistige und das Körperliche zusammenwirken. Die Wiederholung derartiger Demonstrationen führt zur Einsicht. Aber da auch bei einer großen Unterrichtstätigkeit die Anzahl der Schüler, die man annehmen kann, aus natürlichen Gründen beschränkt ist, ergeben sich vergleichsweise wenig Gelegenheiten, dies zu demonstrieren. Deshalb habe ich mich entschlossen, in diesem Buch den Verlauf meiner Untersuchungen, die nach und nach zur Entwicklung meiner Technik führten, von Beginn an zu schildern. Ich werde so vollständig wie möglich die wichtigen Einzelheiten meiner Versuche beschreiben und wiedergeben, was ich dabei beobachtet und erfahren habe. Damit glaube ich den Lesern die Möglichkeit zu geben, selbst die Ereignisse in ihrer Abfolge kennenzulernen, die mich schließlich überzeugten,

1. daß das sogenannte »Geistige« und »Körperliche« nicht getrennte Größen sind und
2. daß aus diesem Grunde menschliche Krankheiten und Unzulänglichkeiten nicht in »geistige« oder »körperliche« ein-

geteilt und jeweils als solche behandelt werden können. Vielmehr muß jegliche Ausbildung, sei sie eine erzieherische oder eine andere – ob sie nun der Vorbeugung[2] oder der Beseitigung eines Mangels, eines Fehlers oder Leidens dienen soll –, auf der unteilbaren Einheit des menschlichen Organismus aufbauen.

Sollte ein Leser dies bezweifeln, würde ich ihn fragen, ob er irgendeinen Beweis dafür erbringen könnte, daß etwa das Arm-Heben, das Gehen, das Sprechen, das Einschlafen, das Zu-lernen-Beginnen, das Nachdenken, das Eine-Entscheidung-Treffen, das Zustimmung-Geben oder -Zurückhalten zu einem Ersuchen oder einem Wunsch, oder das Erfüllen eines Bedürfnisses oder eines plötzlichen Impulses ein rein »geistiger« oder rein »körperlicher« Vorgang sei? Diese Frage wirft manche andere auf, und ich glaube einen Hinweis geben zu können, wie man auf sie eingehen könnte, wenn mir der Leser durch die Erfahrungen hindurch folgt, die ich nun schildern möchte.

Seit meiner frühesten Jugend hatte ich Freude an der Dichtung, und eine meiner liebsten Beschäftigungen war, Theaterstücke von Shakespeare zu studieren, indem ich sie laut las und dabei versuchte, die Charaktere zu interpretieren. Dies führte zu meinem Interesse am Vortrag und an der Kunst des Rezitierens, und von Zeit zu Zeit wurde ich gebeten, öffentlich zu rezitieren. Ich hatte genügend Erfolg, um daran denken zu können, eine Laufbahn als Shakespeare-Rezitator aufzunehmen, und arbeitete lange und intensiv an jeder Sparte des dramatischen Ausdrucks. Nachdem ich eine Zeitlang Erfahrungen als Amateur gesammelt hatte, erreichte ich eine Stufe, auf der ich glaubte, daß meine Arbeit den schwierigeren Test bestehen könnte, am professionellen Standard gemessen zu werden, und die Kritiken bestärkten mich in dem Entschluß, das Rezitieren zu meinem Beruf zu machen.

Einige Jahre ging alles gut, bis ich Schwierigkeiten mit meinem Hals und meinen Stimmbändern bekam. Nicht lange danach machten mich meine Freunde darauf aufmerksam, daß mein Atmen während des Rezitierens hörbar sei, daß man mich (wie sie es ausdrückten) »nach Luft schnappen« und durch den Mund »Luft einsaugen« höre. Dies machte mir noch mehr Sorgen als meine eigentlichen Halsschwierigkeiten, die damals im Anfangsstadium waren, denn ich war immer stolz darauf gewesen, nicht wie viele andere Rezitatoren, Schauspieler und Sänger die Luft hörbar einzusaugen. Darum suchte ich den Rat von Ärzten und Stimmbildnern, in der Hoffnung, meiner falschen Atemweise abzuhelfen und meine Heiserkeit zu lindern; aber allen Behandlungen zum Trotz wurde das Luftschnappen und -einsaugen beim Rezitieren immer ausgeprägter, und die Heiserkeit trat in immer kürzeren Zeitabständen auf.[3] Die Behandlung, der ich mich unterzog, wurde zunehmend unwirksamer, und das Übel verschlimmerte sich stetig, bis ich nach einigen Jahren zu meiner Betrübnis feststellen mußte, daß ich einen Grad an Heiserkeit entwickelt hatte, der schließlich zu zeitweiligem völligen Stimmverlust führte. Ich hatte mein Leben lang ziemlich viel unter gesundheitlichen Beschwerden gelitten, die sich mir oft als Hindernis auf meinem Wege entgegenstellten, so daß ich jetzt, unter der zusätzlichen Last meiner immer wiederkehrenden Heiserkeit, an der Gesundheit meiner Stimmorgane zu zweifeln begann. Der Tiefpunkt kam, als man mir ein besonders verlockendes und wichtiges Engagement anbot, denn ich war inzwischen über den Zustand meiner Stimme so sehr in Besorgnis geraten, daß ich mich ehrlich scheute, es anzunehmen. Ich beschloß einmal mehr, meinen Arzt zu befragen, obwohl die bisherige Behandlung enttäuschend war. Nach einer neuerlichen Untersuchung meiner Kehle versprach er mir, daß meine Stimme am Tage des Auftritts in Ordnung sein würde, wenn ich in den vorangehenden vierzehn Tagen auf das Rezitieren verzichten, so wenig wie möglich sprechen und mich einer von ihm vorgeschlagenen Behandlung unterziehen würde.

Ich handelte gemäß seiner Empfehlung und nahm das Engagement an. Nach wenigen Tagen war ich sicher, daß das Versprechen des Arztes in Erfüllung gehen würde, denn ich stellte fest, daß die Heiserkeit allmählich verschwand, wenn ich die Stimme möglichst wenig gebrauchte. Am Abend meines Auftritts war die Heiserkeit völlig weg, doch noch ehe ich die erste Hälfte des Programms hinter mich gebracht hatte, war meine Stimme wieder in schlimmstem Zustand, und am Ende des Abends war die Heiserkeit so stark, daß ich kaum noch sprechen konnte.

Meine Enttäuschung war größer, als ich beschreiben kann, denn mir schien nun, daß ich nie auf mehr als eine vorübergehende Besserung hoffen konnte, und somit wäre ich gezwungen, eine für mich sehr interessante und erfolgversprechende Laufbahn aufzugeben.

Am nächsten Tag besuchte ich meinen Arzt, um die Angelegenheit zu besprechen. Abschließend fragte ich ihn, was wir seiner Meinung nach unternehmen müßten. »Wir müssen mit der Behandlung fortfahren«, antwortete er. Ich erwiderte, dies könne ich nicht tun, und ich erklärte ihm, als er mich nach dem Grund fragte, daß ich seine Anweisung, während der Behandlungszeit nicht öffentlich zu sprechen, zwar strikt befolgt hätte, die alte Heiserkeit jedoch innerhalb einer Stunde wiedergekehrt sei, nachdem ich am Abend meines Auftrittes wieder begonnen hatte, meine Stimme zu gebrauchen. »Ist es dann nicht naheliegend«, fragte ich ihn, »daraus zu schließen, *daß die Ursache des Übels etwas war, das ich an jenem Abend durch den Gebrauch meiner Stimme bewirkte?«* Er überlegte einen Augenblick und sagte: »Ja, so muß es sein.« – »Können Sie mir dann sagen«, fragte ich ihn, *»was es denn war, das ich tat,* was das Übel verursachte?« Er gab offen zu, daß er dazu nicht in der Lage wäre. »Nun gut«, gab ich zurück, »wenn das so ist, dann muß ich versuchen, es selbst herauszufinden.«

Als ich mich an diese Untersuchung machte, konnte ich von zwei Tatsachen ausgehen. Ich hatte die Erfahrung gemacht, daß das Rezitieren den Zustand der Heiserkeit herbeiführte und diese Heiserkeit sich besserte, solange ich den Gebrauch meiner Stimme auf das gewöhnliche Sprechen beschränkte und gleichzeitig eine ärztliche Behandlung für Kehlkopf- und Stimmorgane erhielt. Ich erwog die Bedeutung dieser zwei Tatsachen für mein Problem und kam zu folgender Einsicht: Wenn das gewöhnliche Sprechen keine Heiserkeit verursachte, wohl aber das Rezitieren, dann mußte ein Unterschied zwischen dem bestehen, was ich beim Rezitieren, und dem, was ich beim gewöhnlichen Sprechen tat. Falls dies so war und ich herausfinden könnte, worin dieser Unterschied bestand, wäre die Möglichkeit gegeben, meine Heiserkeit loszuwerden; ein Versuch konnte jedenfalls nicht schaden.

Zu diesem Zweck beschloß ich, mit Hilfe eines Spiegels die Art meines »Tuns« beim gewöhnlichen Sprechen und beim Rezitieren zu beobachten, wobei ich hoffte, eventuell einen Unterschied herausfinden zu können. Es schien mir auch richtiger, mit dem einfacheren Akt des gewöhnlichen Sprechens zu beginnen, um später, wenn ich mich dann beim anspruchsvolleren Akt des Rezitierens beobachtete, eine Vergleichsgrundlage zu haben. Vor dem Spiegel stehend, schaute ich mir zuerst während des gewöhnlichen Sprechens genau zu. Trotz mehrerer Wiederholungen sah ich an meiner Art, es zu tun, nichts, das mir falsch oder unnatürlich schien. Dann ging ich dazu über, mich selbst sorgfältig im Spiegel zu beobachten, wenn ich rezitierte. Sehr bald stellte ich allerlei fest, was ich bei meinem gewöhnlichen Sprechen nicht bemerkt hatte. Besonders drei Dinge, die ich mich tun sah, fielen mir auf. Ich neigte dazu, den Kopf nach hinten zu ziehen, den Kehlkopf herunterzudrücken und den Atem so durch den Mund einzusaugen, daß ein schnappender Ton entstand, sobald ich zu rezitieren begann.

Nachdem ich diese Tendenzen festgestellt hatte, prüfte ich mich erneut beim gewöhnlichen Sprechen, und diesmal sah ich, daß die drei Tendenzen, die ich zum ersten Mal beim Rezitieren bemerkt hatte, zweifellos auch hier vorhanden waren, allerdings in geringerem Grade. Sie waren in der Tat so schwach, daß ich begreifen konnte, wie es bei den ersten Versuchen der Selbstbeobachtung beim gewöhnlichen Sprechen möglich gewesen war, sie ganz zu übersehen.[4] Als ich diesen markanten Unterschied zwischen dem, was ich beim gewöhnlichen Sprechen und dem, was ich beim Rezitieren tat, entdeckte, wurde mir klar, daß hier eine offenkundige Tatsache vorlag, die einiges erklären könnte, und so fühlte ich mich ermutigt, weiterzuforschen.

Ich rezitierte wieder und wieder vor dem Spiegel und fand heraus, daß die drei bereits erkannten Tendenzen besonders stark wurden, wenn ich Stellen vortrug, die außergewöhnliche Ansprüche an meine Stimme stellten. Dies bestätigte mir meinen früheren Verdacht, daß ein Zusammenhang zwischen dem, was ich beim Rezitieren mit mir selber tat, und meinen Halsschwierigkeiten bestand – eine nicht unberechtigte Vermutung, wie mir schien, weil ja das, was ich beim gewöhnlichen Sprechen tat, keinen erkennbaren Schaden anrichtete, während ich akut heiser wurde, wenn ich versuchte, außergewöhnlichen Ansprüchen an meine Stimme beim Rezitieren zu genügen.

Wenn das Nach-hinten-Ziehen des Kopfes, das Herunterdrücken des Kehlkopfes und das Einsaugen der Luft tatsächlich eine Überanstrengung meiner Stimme bewirkten, wie ich vermutete, so konnte ich auf einen Mißbrauch der betroffenen Teile schließen. Ich glaubte nun, die Wurzel des Übels gefunden zu haben: Wenn meine Heiserkeit durch meine Art, gewisse Teile meines Organismus zu mißbrauchen, verursacht wurde, dann mußte ich, um weiterzukommen, diesen Mißbrauch verhindern.

Als ich mir jedoch diese Einsicht praktisch zunutze machen wollte, war ich ratlos. Denn wo sollte ich beginnen? Verursachte das Einsaugen der Luft das Nach-hinten-Ziehen des Kopfes und das Herunterdrücken des Kehlkopfes? Oder verursachte das Nach-hinten-Ziehen des Kopfes das Herunterdrükken des Kehlkopfes und das Einsaugen der Luft? Oder war es das Herunterdrücken des Kehlkopfes, was das Nach-hinten-Ziehen des Kopfes und das Einsaugen der Luft bewirkte?

Da ich nicht in der Lage war, diese Fragen zu beantworten, blieb mir nichts anderes übrig, als geduldig vor dem Spiegel weiter zu probieren. Nach einigen Monaten hatte ich herausgefunden, daß ich das Einsaugen der Luft und das Herunterdrükken des Kehlkopfes beim Rezitieren nicht auf direktem Wege verhindern konnte, daß es mir hingegen bis zu einem gewissen Grade gelang, das Nach-hinten-Ziehen des Kopfes zu verhindern. Dies führte mich zu einer Entdeckung, die sich als von größter Tragweite erweisen sollte: Wenn es mir nämlich gelang, das Nach-hinten-Ziehen des Kopfes zu verhindern, wirkte sich dies indirekt auf das Einziehen der Luft und das Herunterdrücken des Kehlkopfes aus und schwächte es ab.

> Die Wichtigkeit dieser Entdeckung kann nicht hoch genug eingeschätzt werden, denn durch sie kam ich zur späteren Entdeckung der Primärkontrolle über das Arbeiten aller Mechanismen des menschlichen Organismus. Dies kennzeichnete die erste wichtige Etappe in meiner Untersuchungsarbeit.

Als zusätzliches Ergebnis stellte ich fest, daß meine Neigung, beim Rezitieren heiser zu werden, abnahm, wenn ich den Mißbrauch dieser Teile verhinderte, und je mehr Erfahrung ich mit der Zeit in diesem Verhindern gewann, desto mehr nahm meine Neigung zur Heiserkeit ab. Und als meine ärztlichen Ratgeber meinen Hals nach diesen Versuchen wieder prüften, stellten sie eine bedeutende Besserung des allgemeinen Zustands meines Kehlkopfes und meiner Stimmbänder fest.

So kam ich zu der Überzeugung, daß die Veränderungen im *Gebrauch,* die mir gelungen waren, indem ich die drei bei mir entdeckten, schädlichen Neigungen verhindern konnte, einen markanten Einfluß auf das *Funktionieren* meiner Stimm- und Atemmechanismen ausgeübt hatten.

> Diese Erkenntnis kennzeichnete, wie ich heute weiß, die zweite wichtige Etappe meiner Untersuchung. Denn durch meine praktische Erfahrung in diesem besonderen Falle wurde mir zum ersten Male bewußt, daß zwischen Gebrauch und Funktionieren ein enger Zusammenhang besteht.

Bisher hatte mich meine Erfahrung folgendes gelehrt:

1. daß die Tendenz, meinen Kopf nach hinten zu ziehen, in Zusammenhang mit meinen Halsbeschwerden stand und
2. daß ich durch bloßes Verhindern dieser Kopfbewegung

meine Halsbeschwerden bis zu einem gewissen Grade mildern konnte, denn dieser Akt des Vorbeugens tendierte dazu, indirekt das Herunterdrücken des Kehlkopfes und das Einsaugen der Luft zu verhindern.

Daraus folgerte ich, daß es mir möglicherweise gelingen könnte, das Funktionieren meiner Stimm- und Atemmechanismen noch mehr in die stimmige Richtung zu lenken und so die Tendenz zur Heiserkeit ganz zu beheben, wenn ich meinen Kopf deutlich nach vorne verlagerte. Deshalb beschloß ich, als nächsten Schritt meinen Kopf deutlich nach vorne, ja sogar weiter nach vorne zu verschieben, als es für mein Gefühl richtig war.

Bei diesem Versuch zeigte sich jedoch folgendes: Wenn ich meinen Kopf über eine gewisse Grenze hinaus nach vorne bewegt hatte, neigte ich dazu, ihn nach unten wie auch nach vorne zu ziehen, und soweit ich feststellen konnte, war die Auswirkung davon auf meine Stimm- und Atemorgane sehr ähnlich der, wenn ich meinen Kopf nach hinten und nach unten zog. Denn in beiden Fällen war das mit meinen Halsbeschwerden zusammenhängende Herunterdrücken des Kehlkopfes vorhanden, und mittlerweile war ich zur Überzeugung gekommen, daß ich das Herunterdrücken des Kehlkopfes ausschalten mußte, wenn meine Stimme je wieder normal werden sollte. So experimentierte ich weiter, in der Hoffnung, einen Gebrauch von Kopf und Hals zu finden, der nicht mit einem Herunterdrücken des Kehlkopfes verbunden war.

Es ist unmöglich, hier in allen Einzelheiten meine verschiedenen Erfahrungen während dieser langen Zeitspanne zu schildern. Es möge genügen, zu sagen, daß ich im Verlaufe dieser Experimente feststellen konnte, daß jeder Gebrauch von Kopf und Hals, der mit einem Herunterdrücken des Kehlkopfes verbunden war, zugleich mit der Tendenz einherging, den Brustkorb zu heben und meine Gestalt zu verkürzen.[5]

Zurückschauend ist mir klar, daß dies wiederum eine Entdeckung mit weitreichenden Folgen war, die einen

Wendepunkt in meiner Forschungsarbeit darstellte, wie die folgenden Ereignisse zeigten.

Dieses neue Beweisstück legte den Schluß nahe, daß die Art, wie ich meinen ganzen Rumpf gebrauchte, das Funktionieren der Stimmorgane beeinflußte. Das Nach-hinten- und Nach-unten-Ziehen des Kopfes stellte nicht nur einen Mißbrauch der betroffenen spezifischen Körperteile dar – wie ich zunächst geglaubt hatte –, sondern war vielmehr untrennbar mit einem Mißbrauch anderer Mechanismen verknüpft, die ihrerseits ein Verkürzen der Gestalt nach sich zogen. Wenn es so stand, war es offenbar sinnlos, die notwendige Verbesserung lediglich durch die Verhinderung des falschen Gebrauchs von Kopf und Hals zu erwarten. Mir wurde klar, daß ich auch jene anderen damit zusammenhängenden Mißbräuche, die das Verkürzen der Gestalt verursachten, verhindern mußte.

Dies führte mich zu einer langen Versuchsreihe; bei einigen Versuchen war ich bestrebt, das Verkürzen der Gestalt zu verhindern, bei anderen, die Gestalt deutlich zu verlängern. Eine Zeitlang wechselte ich zwischen diesen beiden Varianten ab und beobachtete ihre Auswirkung auf meine Stimme: Ich fand heraus, daß die besten Bedingungen für meinen Kehlkopf und meine Stimm-Mechanismen sowie die geringste Tendenz zur Heiserkeit mit einem *Verlängern* der Gestalt verknüpft waren. Leider mußte ich aber feststellen, daß ich mich während des Übens viel öfter verkürzte als verlängerte; und als ich eine Erklärung dafür suchte, sah ich, daß ich die Tendenz hatte, den Kopf nach unten zu ziehen, wenn ich ihn beim Versuch, mich zu verlängern, nach vorne verschob. Nach weiterem Experimentieren fand ich schließlich heraus, daß mein Kopf, um eine Verlängerung der Gestalt beizubehalten, nach oben streben mußte, wenn ich ihn nach vorne verschob, und nicht nach unten; kurz gesagt, daß ich, um länger zu werden, *meinen Kopf nach vorne und nach oben bringen mußte.*

Die hierauf folgenden Erfahrungen waren Vorläufer der Entdeckung des Zusammenhangs im Gebrauch von

Kopf, Hals und anderen Teilen, der sich als die primäre Kontrolle des Gebrauchs unserer selbst herausstellte.

Als ich aber daraufhin versuchte, meinen Kopf *während des Rezitierens* nach vorne und oben zu bringen, bemerkte ich, daß damit meine alte Tendenz, den Brustkorb zu heben, zunahm und daß damit wiederum die Tendenz einherging, die Krümmung der Wirbelsäule noch zu verstärken, so daß geschah, was ich heute ein »Verengern des Rückens« nenne. Ich konnte sehen, daß dies eine nachteilige Auswirkung auf die Form und das Funktionieren des Rumpfes selbst hatte, und ich folgerte daraus, daß es nicht genügte, meinen Kopf nach vorne und oben zu bringen, um ein Verlängern beizubehalten, sondern daß ich ihn nach vorne und oben bringen mußte, um eine Ausweitung des Rückens zu bewirken, ohne gleichzeitig den Brustkorb zu heben.

Als ich soweit gekommen war, fühlte ich mich zu dem Versuch berechtigt, diese Erkenntnisse in die Praxis umzusetzen. Ich versuchte also während meiner Stimmarbeit, meine alte Gewohnheit, den Kopf nach hinten und unten zu ziehen und den Brustkorb zu heben (Verkürzen der Gestalt), zu unterbinden und dies mit dem Bestreben zu vereinen, den Kopf nach vorne und oben zu bringen (Verlängern der Gestalt) und den Rücken zu weiten. Dies war mein erster Versuch, »Vorbeugen« und »Tun« in ein und derselben Tätigkeit zu vereinen, und ich hatte keinen Augenblick daran gezweifelt, daß es mir gelingen würde; doch es stellte sich heraus, daß ich, obwohl ich nun fähig war, für sich alleine den Kopf nach vorne und oben zu bringen und den Rücken zu weiten, *diese Zustände während des Sprechens oder Rezitierens nicht beibehalten konnte.*

Ich schöpfte den Verdacht, daß ich nicht tat, was ich zu tun glaubte, und holte einmal mehr den Spiegel zu Hilfe. Später stellte ich zwei zusätzliche Spiegel rechts und links vom ersten auf, und mit deren Hilfe konnte ich sehen, daß mein Verdacht begründet war. Denn so sah ich, daß ich im entscheidenden Augenblick, wenn ich versuchte, das Verhindern meiner Verkürzung mit dem positiven Bestreben zu vereinen, *eine Verlän-*

gerung beizubehalten und gleichzeitig zu sprechen, meinen Kopf nicht, wie ich glaubte, nach vorne und oben brachte, sondern in Wirklichkeit nach hinten zog. Hier war der schlagende Beweis dafür, daß ich das Gegenteil von dem tat, was ich zu tun glaubte und was ich zu tun beschlossen hatte.

Ich unterbreche hier meinen Bericht, um die Aufmerksamkeit des Lesers auf eine sehr merkwürdige Tatsache zu lenken, auch wenn sie gegen mich spricht. Man wird sich daran erinnern, daß ich bei meinen früheren Versuchen, als ich mich über das, was ich mit mir selber beim vertrauten Akt des Rezitierens tat, vergewissern wollte, unschätzbare Hilfe durch den Gebrauch eines Spiegels gefunden hatte. Ungeachtet dieser vorangegangenen Erfahrung und der daraus gewonnenen Erkenntnis ging ich nun an ein Experiment, das einen neuen Gebrauch von bestimmten Körperteilen ins Spiel brachte und das gänzlich unvertraute Sinneswahrnehmungen hervorrief, ohne daß es mir in den Sinn gekommen wäre, daß ich zu diesem Zwecke die Hilfe des Spiegels mehr denn je benötigen würde.

Dies zeigt, wie sehr ich trotz aller bisherigen Erfahrungen auf meine Fähigkeit vertraute, die erwünschte Idee in die Wirklichkeit umzusetzen. Als ich mich hierzu außerstande sah, hielt ich das für eine nur persönliche Besonderheit; doch meine nun fünfunddreißigjährige Unterrichtserfahrung und meine Beobachtung der Menschen, mit denen ich sonst zusammenkam, haben mich überzeugt, daß es sich hier nicht um eine persönliche Eigenart von mir handelte, sondern daß so gut wie alle Menschen unter ähnlichen Umständen das gleiche getan hätten. Tatsächlich unterlag ich einer praktisch universal verbreiteten Täuschung: der Täuschung, daß, weil wir bei den Tätigkeiten, die wir gewohnt sind und die vertraute Sinneswahrnehmungen mit sich bringen, zu tun imstande sind, was wir »tun wollen«, es uns ebenso bei Tätigkeiten, die unserer Gewohnheit entgegengesetzt sind und die unvertraute Sinneswahrnehmungen mit sich bringen, gelingen würde, zu tun, was wir »tun wollen«.

Als mir dies klar wurde, begriff ich, daß die ganze Angelegenheit neu überprüft werden mußte. Ich kehrte an den Anfang zurück, zu meinem ursprünglichen Schluß, daß die Ursache meiner Halsschwierigkeiten in etwas zu finden sei, das ich mir selber zufügte, wenn ich die Stimme gebrauchte. Seither hatte ich zweierlei herausgefunden: Erstens, was dieses »Etwas« war, und zweitens, was ich statt dessen für das gute Funktionieren meines Stimmorgans tun zu sollen glaubte. Aber das hatte mir nicht sehr geholfen, denn als es darum ging, das Erlernte beim Rezitieren anzuwenden, und als ich versucht hatte, wirklich zu tun, was ich tun sollte, war es mißlungen. Offensichtlich würde nun mein nächster Schritt sein herauszufinden, zu welchem Zeitpunkt meines »Tuns« mir der Fehler unterlaufen war.

Es gab keinen anderen Weg als durchzuhalten, und ich übte geduldig wie bisher Monat für Monat weiter, mit unterschiedlichen Erfahrungen von Erfolgen und Mißerfolgen, aber ohne große Erleuchtung. Mit der Zeit jedoch zog ich Nutzen aus diesen Erfahrungen, denn sie lehrten mich folgendes: Jedesmal wenn ich beim Rezitieren eine Verlängerung meiner Gestalt beibehalten wollte, mußte ich den falschen Gebrauch einzelner, bestimmter Körperteile unterbinden und ihn durch einen, wie mir schien, besseren Gebrauch dieser Körperteile ersetzen; zusätzlich aber spielte bei derartigen Versuchen auch der Gebrauch jener Teile meines Organismus eine Rolle, die von allen zum Rezitieren gehörenden Handlungen beansprucht werden, wie Gehen, Stehen, Gebrauch der Arme oder Hände für die Gestik, Interpretation usw.

Die Beobachtung im Spiegel zeigte mir, daß ich beim Dastehen zum Rezitieren diese anderen Teile des Organismus auf eine gewisse falsche Art und Weise gebrauchte, die mit einer falschen Art, Kopf und Hals, Kehlkopf, Stimm und Atemorgane zu gebrauchen, zusammenfiel und die einen Zustand übermäßiger Muskelanspannung in meinem gesamten Organismus hervorrief. Ich beobachtete, daß dieser allgemeine Zustand übermäßiger Anspannung besonders den Gebrauch meiner Beine, Füße und Zehen beeinflußte; meine Zehen waren dabei so sehr zusammengezogen und nach unten gekrümmt, daß sich die Füße übermäßig wölbten, das Körpergewicht dadurch zu sehr auf ihren Außenkanten lastete und mein Gleichgewicht gestört wurde.

Als ich dies entdeckte, suchte ich in der Vergangenheit nach einer Erklärung hierfür und erinnerte mich an eine Anweisung, die mir der inzwischen verstorbene James Cathart (einst Mitglied der Mr. Charles Kean's Company) gegeben hatte, als ich bei ihm Unterricht in dramatischem Ausdruck und Interpretation nahm. Nicht zufrieden mit meiner Art zu stehen und zu gehen, pflegte er mir von Zeit zu Zeit zu sagen: »Halte mit deinen Füßen den Boden fest.« Dann zeigte er mir, was er damit meinte, und ich tat mein Bestes, ihn nachzuahmen, im Glauben, daß ich ohne weiteres imstande sei, etwas Falsches zu verbessern, wenn man mir nur sagte, wie, und daß dann alles gut sei. Ich übte und glaubte mit der Zeit, meine Art zu stehen wäre zufriedenstellend, da ich nun dachte, »den Boden mit den Füßen festzuhalten«, wie ich es bei ihm gesehen hatte.

> Es ist ein landläufiger Glaube anzunehmen, es genüge, gesagt zu bekommen, wie wir eine falsche Art, etwas zu tun, korrigieren müssen, um es richtig zu machen, und daß alles in Ordnung sei, sofern wir nur fühlen, daß wir es tun. Meine ganze Erfahrung läuft jedoch darauf hinaus, daß dieser Glaube eine Täuschung ist.

Dieser Erfahrung eingedenk fuhr ich fort, mit Hilfe von Spiegeln den Gebrauch meiner selbst sorgfältiger denn je zu beobachten, und es wurde mir klar, daß das, was ich mit meinen Beinen, Füßen und Zehen tat, wenn ich zum Rezitieren stand, einen außerordentlich schädlichen, meinen gesamten Organismus umfassenden Einfluß auf den Gebrauch meiner selbst ausübte. Dies überzeugte mich davon, daß mein Gebrauch dieser Körperteile eine abnormale Muskelanspannung mit sich brachte und indirekt mit den Schwierigkeiten mit meinem

Kehlkopf zusammenhing; eine Überzeugung, in der ich durch die Erinnerung bestärkt wurde, daß es mein Lehrer damals für nötig gehalten hatte, meine Art zu stehen zu korrigieren, um bessere Ergebnisse in meiner Art zu rezitieren zu erzielen. Es dämmerte mir allmählich, daß die falsche Art, in der ich mich selbst gebrauchte, wenn ich meinte, »den Boden mit den Füßen festzuhalten«, dieselbe falsche Art war, mich selbst zu gebrauchen, wenn ich beim Rezitieren den Kopf nach hinten zog, den Kehlkopf herunterdrückte usw.; und daß diese falsche Art, mich selbst zu gebrauchen, einen kombinierten falschen Gebrauch der Gesamtheit meiner psycho-physischen Mechanismen darstellte. Mir wurde dann klar, daß dies der Gebrauch war, mit dem ich gewohnheitsmäßig an alle meine Tätigkeiten heranging, daß es der, wie ich ihn nennen möchte, gewohnte Gebrauch meiner selbst war, daß mein Wunsch, zu rezitieren, gleich wie jeder andere Reiz, tätig zu werden, unvermeidlich diesen gewohnten, falschen Gebrauch mit ins Spiel bringen würde und daß dieser über jeden Versuch siegen würde, beim Rezitieren einen besseren Gebrauch meiner selbst einzusetzen.

Der Einfluß dieses falschen Gebrauchs war gezwungenermaßen stark, da er eine Gewohnheit darstellte, doch in meinem Falle war er um vieles verstärkt worden, weil ich ihn in den vergangenen Jahren durch meine Bemühungen, die Anweisung meines Lehrers zu befolgen und beim Rezitieren »mit den Füßen den Boden festzuhalten«, zweifellos kultiviert hatte. Der Einfluß dieses *kultivierten* gewohnten Gebrauchs wirkte deshalb auf mich als ein fast unwiderstehlicher Reiz, mich selbst auf die falsche Art zu gebrauchen, die ich gewohnt war; dieser Reiz zu allgemeinem schlechten Gebrauch war weit mächtiger als der Reiz, den mein Wunsch ausübte, den neuen Gebrauch von Kopf und Nacken anzuwenden, und ich erkannte nun, daß es dieser Einfluß war, der mich, sobald ich aufstand, um zu rezitieren, den Kopf in die meinem Wunsch entgegengesetzte Richtung bewegen ließ. Nun hatte ich wenigstens die eine Gewißheit, daß alle meine bisherigen Bemühungen, den Gebrauch meiner selbst beim Rezitieren zu verbessern, fehlgerichtet gewesen waren.

Es ist wichtig, sich zu vergegenwärtigen, daß der Gebrauch eines bestimmten Teiles für irgendeine Tätigkeit eng mit dem Gebrauch anderer Teile des Organismus verknüpft ist und der wechselseitige Einfluß sich ständig ändert, je nachdem, wie diese Teile gebraucht werden. Wenn ein Teil, der an einer Tätigkeit direkt beteiligt ist, auf eine vergleichsweise neue und noch ungewohnte Art gebraucht werden soll, dann ist der Reiz, diesen Teil auf die neue Art zu gebrauchen, schwach, verglichen mit dem Reiz, die anderen, an der Tätigkeit indirekt beteiligten Teile des Organismus auf die alte, gewohnte Art zu gebrauchen.

Im vorliegenden Falle ging es um den Versuch, einen unvertrauten Gebrauch von Kopf und Hals für den Zweck des Rezitierens zu verwirklichen. Der Reiz, Kopf und Hals auf die neue Art zu gebrauchen, mußte deshalb notwendigerweise schwach sein, verglichen mit dem Reiz, Füße und Beine auf die gewohnte, falsche Art zu gebrauchen, die mir vertraut geworden war, weil ich sie beim Rezitieren kultiviert hatte.

Darin liegt die Schwierigkeit, eine Veränderung von unbefriedigenden zu befriedigenden Bedingungen für Gebrauch und Funktion zu bewirken, und meine Unterrichtserfahrung hat mich gelehrt, daß ein falscher gewohnter Gebrauch, der von jemandem zu irgendeinem Zwecke bewußt kultiviert worden ist, in den frühen Stadien des Unterrichts zunächst einen praktisch unwiderstehlichen Einfluß ausübt.

Dies führte mich zu einer gründlichen Überprüfung der ganzen Frage der Steuerung[6] des Gebrauchs meiner selbst. »Was ist diese Steuerung«, fragte ich mich, »von der ich bis jetzt abhängig gewesen bin?« Ich mußte zugeben, daß ich nie darüber nachgedacht hatte, wie ich den Gebrauch meiner selbst steuerte, sondern daß ich mich selbst gewöhnlich so gebrauchte, wie ich es *als natürlich empfand.* Mit anderen Worten, ich verließ mich für die Steuerung meines Gebrauchs – wie andere

Menschen auch – auf »Fühlen«. Doch wenn man nach den Ergebnissen meiner Versuche urteilte, hatte mich diese Methode der Steuerung irregeführt (wie ich z. B. meinen Kopf nach hinten bewegte, wenn ich vorhatte, ihn nach vorne und nach oben zu bringen); womit es sich erwiesen hatte, daß das »Fühlen«, das mit dieser Steuerung meines Gebrauchs einherging, unzuverlässig war.

Das war wirklich ein harter Schlag. Wenn sich je einer in einer Sackgasse festgefahren hatte, dann war ich es. Denn hier stand ich vor der Tatsache, daß mein Fühlen, von dem ich mich für die Steuerung meines Gebrauchs einzig und allein leiten lassen mußte, unzuverlässig war. Damals glaubte ich, es handele sich um eine besondere Eigenart von mir, und mein Fall sei außergewöhnlich, weil ich, soweit ich zurückdenken konnte, immer unter einer schlechten Gesundheit gelitten hatte; doch sobald ich andere Leute testete, um zu sehen, ob sie sich selber so gebrauchten, wie sie es von sich glaubten, entdeckte ich, daß ihr Fühlen, durch das sie den Gebrauch ihrer selbst steuerten, ebenfalls unzuverlässig war – daß der einzige Unterschied diesbezüglich zwischen ihnen und mir tatsächlich nur graduell war. Obwohl ich sehr entmutigt war, weigerte ich mich, den Fall als hoffnungslos zu betrachten. Ich begann zu erkennen, daß in meinen bisherigen Entdeckungen die Möglichkeit zur Erschließung eines ganz neuen Forschungsgebietes lag, und ich war besessen von dem Drang, es zu erforschen. »Wenn es möglich ist, daß das Fühlen als Mittel zur Steuerung unzuverlässig werden kann«, so argumentierte ich, »dann sollte es sicherlich auch möglich sein, es wieder zuverlässig zu machen.«

Der Gedanke an die wunderbaren Kräfte im Menschen war immer eine Quelle der Inspiration für mich gewesen, seit ich Shakespeares großem Wort-Bild begegnet war:

Was für ein großartiges Werk ist der Mensch! wie vornehm an Vernunft! wie unerschöpflich an Fähigkeiten! an Form und Bewegung, wie ausdrucksvoll und bewundernswert! an Handlungen wie ein Engel! an Vorstellungskraft, wie sehr wie ein Gott! die Schönheit der Welt! das Vorbild der Tiere! (Hamlet, II, 2)

Doch was ich bei mir und den anderen entdeckt hatte, schien mir nun diesen Worten zu widersprechen. Denn was könnte weniger »edel an Vernunft«, weniger »unerschöpflich an Möglichkeiten« sein als der Mensch. Denn trotz aller seiner wunderbaren Möglichkeiten verfällt er so beharrlich einem derart irrtümlichen Gebrauch seiner selbst und verschlechtert so den Standard seines Funktionierens, so daß sich damit diese schadhaften Zustände trotz aller entgegengesetzten Bemühungen nur noch zu verschlimmern drohen? Und folglich, wie viele Menschen gibt es heute, von denen man in bezug auf den Gebrauch ihrer selbst sagen könnte: »an Form und Bewegung, wie ausdrucksvoll und bewundernswert«? Können wir den Menschen in dieser Hinsicht weiterhin als »das Vorbild der lebenden Wesen« betrachten?

Ich kann mich daran erinnern, daß ich zu dieser Zeit mit meinem Vater über die Fehler diskutierte, die ich bei mir selber und bei anderen im Gebrauch unserer selbst bemerkt hatte, und daß ich behauptete, in dieser Hinsicht bestehe kein Unterschied zwischen uns und z. B. einem Hund oder einer Katze. Auf seine Frage: »Warum?« antwortete ich: »Weil wir nicht besser wissen, wie wir uns selbst gebrauchen, als der Hund oder die Katze es wissen.« Damit meinte ich, daß beim Menschen die Steuerung seines Gebrauchs, da sie auf dem Empfinden gründet, genauso unüberlegt und instinktiv ist wie beim Tier.[7] Ich erwähne dieses Gespräch, um zu zeigen, daß ich bereits erkannt hatte, wie in unserem gegenwärtigen Zustand der Zivilisation, die eine dauernde und rasche Anpassung an eine schnell wechselnde Umgebung verlangt, die unüberlegte, instinktive Steuerung des Gebrauchs, die den Ansprüchen des Hundes oder der Katze genügt, für die Ansprüche des Menschen nicht mehr ausreicht. Ich hatte in meinem Fall wie an dem von anderen bewiesen, daß die instinktive Überwachung und Steuerung des Gebrauchs so unbefriedigend und das damit verbundene Fühlen als Stütze so unzuverlässig geworden war, daß dies uns dazu verleiten konnte, genau das Gegenteil von dem zu tun, was wir tun wollten oder zu tun glaubten. Wenn nun diese Unzuverlässigkeit des Empfindens ein Produkt der zivilisierten

Lebensart war, dann müßte sie mit der Zeit zur immer weiter um sich greifenden Bedrohung werden; und in diesem Falle würde es von unschätzbarem Wert sein, ein Mittel zu kennen, wodurch man die Zuverlässigkeit des Fühlens wiederherstellen könnte. Ich sah, daß die Suche nach diesem Wissen ein ganz neues Forschungsgebiet eröffnen würde, und zwar eines, das mehr versprach als jedes, von dem ich bisher gehört hatte, und in diesem Lichte begann ich, meine eigenen Schwierigkeiten neu zu überprüfen.

Gewisse Einzelheiten drängten sich mir besonders auf:

1. daß das Nach-hinten- und Nach-unten-Ziehen des Kopfes, wenn ich *fühlte,* daß ich ihn nach vorne und nach oben brachte, der Beweis dafür war, daß der Gebrauch der einzelnen daran beteiligten Körperteile fehlgesteuert war und daß diese Fehlsteuerung mit einer Unzuverlässigkeit des Fühlens einherging;
2. daß diese Fehlsteuerung instinktiv und zusammen mit dem unzuverlässigen Fühlen wesentlicher Bestandteil des gewohnten Gebrauchs meiner selbst war;
3. daß diese instinktive Fehlsteuerung, die zu einem falschen gewohnheitsmäßigen Gebrauch meiner selbst führte, der sehr deutlich bemerkbar den Gebrauch meines Kopfs und Nackens miteinschloß, auf den *Entschluß folgte, meine Stimme zu gebrauchen; mit anderen Worten: Diese Fehlsteuerung war meine instinktive Antwort (Reaktion) auf den Reiz, meine Stimme zu gebrauchen.*

Als ich die Bedeutung dieses letzten Punktes erwog, kam mir folgende Idee: Könnte ich die Fehlsteuerung verhindern – die mit meinem falschen, gewohnten Gebrauch von Kopf und Nakken zusammenhängt –, sobald der Reiz, meine Stimme zu gebrauchen, mich erreichte, dann würde ich meine unbefriedigende Reaktion auf den Gedanken des Rezitierens – die sich im Nach-hinten-Ziehen des Kopfes, Herunterdrücken des Kehlkopfes und im Einsaugen des Atems äußerte – in ihrem Ursprung verhindern. Wäre diese Fehlsteuerung einmal verhindert, müßte ich herausfinden, welche Art der Steuerung notwendig ist, um einen neuen und besseren Gebrauch von Kopf und Hals – und damit indirekt von Kehlkopf, Atmung und anderen Mechanismen – sicherzustellen. Ich glaubte nämlich, daß eine derartige Steuerung in der Praxis, auf den Reiz, meine Stimme zu gebrauchen, eine befriedigende Reaktion anstelle einer unbefriedigenden gewährleisten würde.

Wenn ich nun eine Steuerung meines Gebrauchs erreichen wollte, die diese befriedigende Reaktion mit Sicherheit *gewährleistet,* erkannte ich bei der darauf folgenden Arbeit, durfte ich mich nicht länger auf die mit meiner instinktiven Reaktion verbundene Empfindung stützen; an ihrer Stelle mußte ich rationale Überlegung anwenden, um:

1. die gegenwärtigen Zustandsbedingungen des Gebrauchs zu analysieren,
2. die Mittel zu wählen (zu überlegen), durch welche ein besserer Gebrauch erzielt werden konnte,
3. die Direktiven *bewußt* zu projizieren, die nötig waren, um diese Mittel zur Wirkung zu bringen.

Kurzum, ich folgerte, daß ich meine alte, instinktive (unüberlegte) Steuerung meiner selbst durch eine neue, bewußte (überlegte) Steuerung ersetzen mußte, wollte ich je auf den Reiz, meine Stimme zu gebrauchen, befriedigend reagieren können.

> Der Gedanke, die Kontrolle des Gebrauchs der Mechanismen im Menschen von der instinktiven Ebene auf die bewußte zu verlagern, hat inzwischen seine Rechtfertigung in den Erfolgen seiner praktischen Anwendung erfahren; aber es können viele Jahre verstreichen, bevor seine wahre Bedeutung als ein Schritt in der menschlichen Entwicklung voll erkannt werden wird.

Ich ging an die Arbeit, um diesen Gedanken in die Praxis umzusetzen, mußte sie aber sofort wegen einer Anzahl erstaunlicher und unerwarteter Erfahrungen unterbrechen. Wie die meisten Leute hatte ich bis zu diesem Moment geglaubt, daß ich nur sorgfältig bedenken müßte, wie meine Art, einen bestimmten Akt auszuführen, zu verbessern sei, um dann beim Umsetzen des Ausgedachten in die Tat eher von meiner Überlegung als von meiner Empfindung geleitet zu werden; ich hatte geglaubt, daß mein Verstand die überlegene und effektivere Führungsgewalt innehabe. Wie sehr ich mich irrte, zeigte sich, sobald ich versuchte, bewußte Steuerung dort anzuwenden, wo ich einen falschen Gebrauch meiner selbst verbessern wollte, der bereits zur Gewohnheit geworden war und den ich somit *als richtig empfunden* hatte. Ich sah, daß es in Wirklichkeit keine klare Grenze zwischen der unüberlegten und der überlegten Steuerung meiner selbst gab und daß es mir ganz unmöglich war, ein Überlappen der beiden zu verhindern. Im Anwenden des rationalen Verhaltens war ich erfolgreich, solange ich nur die Direktiven projizierte, die ich für einen neuen, besseren Gebrauch als notwendig erachtete, nachdem ich die Umstände meines gegenwärtigen Gebrauchs überprüft hatte. Alles ging gut, solange ich nicht versuchte, diese Direktiven zum Zwecke des Sprechens auszuführen. Sobald ich z. B. irgendeinen Reiz empfing, meine Stimme zu gebrauchen, und als Antwort darauf versuchte, das Neue, das meine bewußte Steuerung bewirken sollte, zu *tun* (wie z. B. den Kopf nach vorne und nach oben zu bringen) und *gleichzeitig zu sprechen,* kehrte ich augenblicklich zu all meinen alten, falschen Gewohnheiten des Gebrauchs zurück (wie Den-Kopf-nach-hinten-Ziehen usw.). Daran bestand kein Zweifel – ich konnte im Spiegel sehen, wie es geschah. Dies war der offensichtliche Beweis, daß im entscheidenden Augenblick, wenn ich mein Ziel mit Mitteln zu erreichen versuchte, die meinen alten Gewohnheiten des Gebrauches widersprachen, die instinktive Steuerung die verstandesmäßige besiegte. Sie besiegte meinen Willen, zu tun, was ich als das Richtige zu tun beschlossen hatte, und dies, obwohl ich versuchte (in dem Sinne, wie wir »versuchen« verstehen), es zu tun. Immer und immer wieder erfuhr ich, daß ich auf den Reiz zu sprechen unweigerlich und augenblicklich reagierte, indem ich etwas tat, das meinem alten, eingeschliffenen Gebrauch beim Akt des Sprechens entsprach.

Nach vielen enttäuschenden Erfahrungen dieser Art beschloß ich, vorläufig jeden Versuch, etwas zur Erreichung meines Zieles zu »tun«, aufzugeben. Ich sah endlich ein, daß ich, wenn es mir je gelingen sollte, meinen gewohnheitsmäßigen Gebrauch zu verändern und Herr meiner instinktiven Steuerung zu werden, *notwendigerweise die Erfahrung machen mußte, den Reiz zu sprechen zu empfangen und mich zu weigern, irgend etwas als unmittelbare Reaktion darauf zu tun.* Denn ich erkannte, daß eine unmittelbare Reaktion die Folge einer Entscheidung meinerseits war, etwas *sofort* zu tun und mich also um ein bestimmtes Ziel direkt zu bemühen. Indem ich nun diesen Beschluß rasch in die Tat umsetzte, verdarb ich mir selber die Gelegenheit, die neuen Direktiven, die ich mir als die geeignetsten für das Erreichen meines Zieles ausgedacht hatte, so oft wie nötig zu projizieren. Dies bedeutete, daß die alte instinktive Steuerung, die im Verband mit unzuverlässigem Empfinden bis dahin die Hauptrolle beim Zustandekommen meines falschen Gebrauchs gespielt hatte, noch immer die *Art und Weise* meiner Reaktion beeinflußte. Als unvermeidliches Ergebnis trat mein alter, falscher gewohnter Gebrauch immer wieder auf.

Ich beschloß daher, meine Arbeit darauf zu beschränken, mir selber die Direktiven für die neuen »Mittel-wodurch«[8] zu erteilen, statt des Versuches, sie wirklich »zu tun« oder sie auf das »Ziel« des Sprechens hin auszurichten. Durch lange Zeiträume – Tage, Wochen und manchmal Monate hindurch – erteilte ich mir vor dem Spiegel die neuen Direktiven, ohne zu versuchen, sie in die »Tat« umzusetzen; und die Erfahrung, die ich im Erteilen dieser Direktiven gewann, erwies sich als sehr wertvoll, als die Zeit für mich gekommen war, sie in die Tat umzusetzen.

Diese Erfahrung lehrte mich folgendes:

1. daß ich die Direktiven, die die Ausführung dieses ersten Teiles vorbereiteten, sehr viele Male wiederholen mußte, bevor ich versuchte, auch nur den ersten Teil der neuen »Mittel-wodurch« zu »tun«, die ich zur Erreichung meines Zieles (d. h. Stimmgebrauch und Rezitieren) anwenden wollte;
2. daß ich *fortfahren* mußte, die Direktiven zu erteilen, die das

Tun des ersten Teiles vorbereiteten, während ich die Direktiven erteilte, die das Tun des zweiten Teiles vorbereiteten;
3. daß ich fortfahren mußte, die Direktiven zu erteilen, die das Tun des ersten und zweiten Teiles vorbereiteten, während ich die Direktiven erteilte, die das Tun des dritten Teiles vorbereiteten, und so immer weiter für das Tun des vierten und aller jeweils folgenden Teile.

Nachdem ich mit dem komplexen Vorgang vertraut geworden war, die Direktiven für die neuen »Mittel-wodurch« in ihrer Reihenfolge zu erteilen und die verschiedenen entsprechenden Mechanismen im Sinne des neuen Gebrauchs einzusetzen, entdeckte ich zuletzt, daß ich in der Praxis mit diesem Vorgang eine beträchtliche Weile fortfahren mußte, bevor ich versuchen durfte, die neuen »Mittel-wodurch« zum Zweck des Sprechens einzusetzen.

> Der oben beschriebene Vorgang ist ein Beispiel für das, was Professor John Dewey »Denken im Handeln« genannt hat; und jeder, der ihn bei dem Versuch, ein Ziel zu erreichen, sorgfältig durchführt, wird finden, daß er in dem, was er »denken« nennt, eine neue Erfahrung gewinnt. Meine tägliche Unterrichtserfahrung zeigt mir, daß wir alle beim Erarbeiten eines gegebenen Zieles fähig sind, eine einzelne Direktive zu projizieren; aber mit dieser ersten fortzufahren, während wir die zweite erteilen, und mit diesen zweien fortzufahren, während wir eine dritte hinzufügen und alle drei Direktiven aufrechtzuerhalten, wenn das Ziel erreicht werden soll, hat sich bisher als »pons asinorum«, als »Eselsbrücke« für jeden Schüler erwiesen, dem ich bis jetzt begegnet bin.[9]

Die Zeit kam, da ich glaubte, die »Mittel-wodurch« genug geübt zu haben, und ich ging an den Versuch, sie für den Zweck des Sprechens einzusetzen; aber zu meiner Bestürzung mußte ich feststellen, daß ich öfter fehlte, als es mir gelang. Je weiter ich diese Versuche fortsetzte, desto verblüffender wurde die Situation, denn ich versuchte durchaus, meine gewohnte Reaktion auf den Reiz zu sprechen zu verhindern, und ich hatte durchaus die neuen Direktiven immer von neuem wiederholt. Zumindest war es dies, was ich zu tun beabsichtigt hatte und auch getan zu haben glaubte; soweit ich es damals beurteilen konnte, hätte ich somit die neuen »Mittel-wodurch« für das Erreichen meines Zieles mit einer gewissen Aussicht auf Erfolg einsetzen können. Tatsächlich aber hatte ich zu wenig Erfolg in diesem Bemühen, und es blieb nichts anderes übrig: Ich mußte meine Voraussetzungen nochmals überprüfen!

Diese Überprüfung zeigte mir klarer denn je, daß es in allen jenen Fällen fehlschlug, in denen ich das Vorherrschen meines gewohnten, falschen Gebrauchs in dem Moment nicht verhindern konnte, in dem ich die neuen »Mittel-wodurch« einsetzen wollte, um mein Ziel zu erreichen und zu sprechen. Ich erkannte auch (und dies war von größter Bedeutung), daß trotz all meiner vorbereitenden Arbeit die instinktive, mit meinem gewohnten Gebrauch verbundene Steuerung über meine geplante siegte. Ich war jedoch so überzeugt, daß die neuen, von mir gewählten Mittel die für meinen Zweck richtigen sind, daß ich beschloß, nach weiteren Ursachen für meine unbefriedigenden Resultate zu suchen. Mit der Zeit begann ich mich zu fragen, ob meine Mißerfolge etwa aus einer persönlichen Unzulänglichkeit resultieren könnten und ich vielleicht nicht imstande bin, mit befriedigenden »Mitteln-wodurch« etwas zu tun, wozu andere Leute ohne besondere Mühe imstande sind. Ich hielt überall Ausschau nach allen sonstigen möglichen Ursachen für meinen Mißerfolg. Schließlich kam ich nach einer langen Zeit des Suchens zu dem Ergebnis, daß ich einen konkreten Beweis dafür suchen mußte, ob ich in dem entscheidenden Augenblick, in dem ich zu sprechen versuchte, tatsächlich fortfuhr, die Direktiven für die Anwendung des neuen, befriedigenderen Gebrauchs in der gehörigen Reihenfolge zu geben, wie ich es zu tun glaubte, oder ob ich zurückfiel in die instinktive Fehlsteuerung meines alten, gewohnten Gebrauchs, mit dem all meine Halsschwierigkeiten zusammenhingen. Durch sorgfältiges Experimentieren entdeckte ich, daß ich meine Direktiven für den neuen Gebrauch in ihrer Reihenfolge genau bis zu dem Augenblick gab, in dem ich mein Ziel zu erreichen und zu sprechen versuchte, daß ich aber im entscheidenden Moment, wenn Durchhalten im Erteilen der Direktiven zum Erfolg geführt hätte, zur Fehlsteuerung zurückkehrte, die mit meinem alten, falschen, gewohnten Gebrauch verbunden war. Dies war der konkrete Beweis, daß ich für den Zweck des Sprechens nicht fortfuhr, meine Direktiven für den neuen Gebrauch zu erteilen, wie ich glaubte, sondern daß meine Reaktion auf den Reiz zu sprechen immer noch meine instinktive Reaktion mit dem gewohnten Gebrauch war. Zu »empfinden« oder zu denken, die alte instinktive Reaktion unterbunden zu haben, war entschieden kein Beweis dafür, daß ich es auch tatsächlich getan hatte; ich mußte einen anderen Weg finden, es zu »wissen«.

Ich hatte bereits festgestellt, daß in den Fällen des Mißlingens die instinktive, mit meinem alten, gewohnten Gebrauch verbundene Fehlsteuerung meine überlegte Steuerung für den neuen Gebrauch immer besiegte, und ich sah allmählich ein, daß dies kaum anders sein konnte. Seit den Anfängen des Wachstums und der Entwicklung des Menschen war die einzige Art der Steuerung des Gebrauchs seiner selbst, mit der er je Erfahrungen gemacht hatte, die instinktive Steuerung gewesen, die in diesem Sinne ein Erbe der Rasse genannt werden könnte. War es somit verwunderlich, wenn in meinem Falle durch den Einfluß dieser ererbten, instinktiven Steuerung, verbunden mit meinem alten, gewohnten Gebrauch, meine Anstrengungen, eine bewußte, überlegte Steuerung für einen neuen Gebrauch einzusetzen, meistens zum Scheitern verurteilt waren? Vor allem, da ich mich an den Gebrauch meiner selbst, der mit instinktiver Steuerung verknüpft war, so sehr gewöhnt hatte, daß er als Teil meiner selbst zu mir gehörte und ich ihn daher *als richtig und natürlich empfand*? Indem ich versuchte, eine bewußte, überlegte Steuerung anzuwenden, um einen neuen Gebrauch zu erreichen, bekämpfte ich daher in mir selbst nicht nur jene rassenbedingte Neigung, die uns alle dazu verführt, in entscheidenden Augenblicken zur instinktiven Steuerung und damit zum vertrauten und von uns als richtig empfundenen Gebrauch unserer selbst zurückzukehren; ich bekämpfte auch eine rassenbedingte Unerfahrenheit im Erteilen bewußter Direktiven überhaupt und besonders in einer vorgeschriebenen Reihenfolge.

Wie der Leser weiß, hatte ich schon viel früher erkannt, daß ich für die Steuerung meines Gebrauchs meinem Fühlen nicht trauen durfte; jedoch hatte ich mir nie ganz bewußt gemacht, was dies alles wirklich bedeutete; die mit dem neuen Gebrauch zusammenhängende Sinneserfahrung mußte nämlich so befremdend ausfallen und daher als so unnatürlich und falsch »empfunden« werden, daß ich, wie jedermann, mit meiner eingefleischten Gewohnheit, die »Richtigkeit« des Gebrauchs durch die *Empfindung* zu beurteilen, den neuen Gebrauch fast unvermeidlich vermieden hatte. Offenbar muß sich jeder neue Gebrauch anders als der alte anfühlen; und wurde der alte als richtig, dann konnte der neue nur als falsch empfunden werden. Ich mußte nun die Tatsache einsehen, daß ich bei all meinen Experimenten der vergangenen Monate versucht hatte, einen neuen Gebrauch meiner selbst anzuwenden, der mir falsch vorkommen mußte. Um jedoch zu beurteilen, ob ich ihn einsetzte oder nicht, hatte ich mich auf mein Empfinden für das, was richtig ist, gestützt. Dies bedeutete, daß bis dahin alle meine Bemühungen auf den Versuch hinausgelaufen waren, während des Sprechens eine überlegte Steuerung meines Gebrauchs anzuwenden, während ich zum Zwecke dieses Versuches in Wirklichkeit meinen alten, gewohnten Gebrauch ins Spiel brachte und so zu meiner instinktiven Fehlsteuerung zurückkehrte. Kein Wunder, daß sich ein derartiger Versuch als nutzlos erwiesen hatte!

Angesichts dieser Tatsache sah ich endlich ein, daß ich die Vorgänge, die meinen Gebrauch steuerten, einer neuen Erfahrung unterwerfen mußte, sollten mir je die erwünschten Veränderungen des Gebrauchs gelingen. Nämlich der Erfahrung, von der Überlegung anstatt von der Empfindung gelenkt zu werden, besonders im entscheidenden Augenblick, wenn das Erteilen der Direktiven mit dem »Tun« für das Erreichen des mir vorgenommenen Zieles verschmolz. Dies besagte, daß ich bereit sein mußte, mit einer Prozedur weiterzufahren, wie ich sie für meinen Zweck als die beste ausgedacht hatte, auch wenn diese von mir als *falsch empfunden* wurde. Mit anderen Worten, mein Vertrauen in mein rationales Verfahren, daß sie mich sicher zum »Ziel« führen würde, mußte ungeteilt sein, nicht halbherzig, und bedurfte zusätzlich der Unterstützung durch ein *Sich-richtig-Anfühlen.* Ich mußte um jeden Preis einen Plan ausarbeiten, der mir einen konkreten Beweis dafür lieferte, daß meine instinktive Reaktion *unterbunden blieb,* während ich im entscheidenden Moment, in dem ich mein Ziel verwirklichen würde, die Direktiven für die Anwendung des neuen Gebrauchs in der gegebenen Reihenfolge projizierte.

Nach vielen Versuchen, dieses Problem zu lösen, und zahlreichen für mich sehr wertvollen und interessanten Erfahrungen entschied ich mich schließlich für das folgende Verfahren, das, obwohl in der Theorie einfach, sich für fast alle Schüler als schwierig in die Praxis umzusetzen erwiesen hat:

Angenommen, das Ziel, auf das ich hinarbeiten wollte, bestand darin, einen bestimmten Satz zu sprechen, begann ich in der gleichen Weise wie früher und

1. unterband jede unmittelbare Reaktion auf den Reiz, den Satz zu sprechen,
2. erteilte der Reihe nach die Direktiven für die »Primärkontrolle«, die meinen Überlegungen zufolge am besten geeignet waren, während des Sprechens einen neuen, besseren Gebrauch meiner selbst zu erreichen, und
3. fuhr darin fort, mir diese Direktiven zu erteilen, bis ich glaubte, mit ihnen genügend *in Kontakt* zu sein, um sie für die Verwirklichung meines Zieles anwenden und den Satz sprechen zu können. In diesem Moment, der für mich immer kritisch gewesen war, weil ich genau hier immer in meinen falschen, gewohnten Gebrauch zurückzufallen drohte, änderte ich mein übliches Verfahren:
4. *Während ich immer noch fortfuhr, die Direktiven für den neuen Gebrauch zu projizieren,* hielt ich inne und überdachte ganz bewußt meinen ersten Entschluß mit der Frage: »Soll ich nun das mir gesteckte Ziel verwirklichen und den

Satz sprechen? Oder soll ich nicht? Oder soll ich weitergehen, um ein ganz anderes Ziel zu erreichen?« – *und dann faßte ich einen neuen Entschluß,*

5. entweder

mein ursprüngliches Ziel nicht zu erreichen; in diesem Falle *fuhr ich fort, die Direktiven für die Beibehaltung des neuen Gebrauchs zu erteilen,* ohne den Satz zu sprechen;

oder

mein Ziel zu ändern und etwas anderes zu tun, zum Beispiel anstatt den Satz zu sprechen einen Arm zu heben; in diesem Falle *fuhr ich fort, die Befehle für die Beibehaltung des neuen Gebrauchs zu erteilen,* um diesen letzten Entschluß durchzuführen und den Arm zu heben;

oder

doch mein ursprüngliches Ziel zu verwirklichen; in diesem Falle *fuhr ich fort, die Direktiven für die Beibehaltung des neuen Gebrauchs zu erteilen,* um den Satz zu sprechen.

Man wird festgestellt haben, daß bei diesem neuen Verfahren die Änderung gegenüber dem früheren an jener Stelle erfolgt ist, an der ich bisher, in der Absicht, mein Ziel zu verwirklichen, immer wieder zu meiner instinktiven Fehlsteuerung und zu meinem falschen, gewohnten Gebrauch zurückgekehrt war. Wenn ich nun an jener Stelle innehielt und von neuem entschied, für welches Ziel der neue Gebrauch eingesetzt werden sollte, *ohne aufzuhören, die Direktiven für den neuen Gebrauch zu erteilen,* dann unterwarf ich die Vorgänge in mir der instinktiven Steuerung einer Erfahrung, die jeglicher Erfahrung, in der sie bis jetzt geübt worden waren, widersprach. Bis zu jenem Zeitpunkt hatte der Reiz eines Entschlusses, ein bestimmtes Ziel zu verwirklichen, immer zur gleichen, gewohnten Handlungsweise geführt, miteinschließend die Projektion von instinktiven Direktiven für den Gebrauch, die ich gewöhnlich für die Verwirklichung jenes Zieles anwendete. Durch dieses neue Verfahren würde der Reiz eines Entschlusses, ein bestimmtes Ziel zu verwirklichen, zu einer anderen als der alten gewohnten Handlungsweise führen, *solange die durchdachten Direktiven zur Schaffung neuer Bedingungen des Gebrauchs bewußt beibehalten wurden.* Denn die alte Handlungsweise konnte außer zur Verwirklichung eines gegebenen Zieles nicht gesteuert werden, wohl aber die neue für die Verwirklichung jedes vom Bewußtsein erwünschten Zieles.

> Ich möchte darauf hinweisen, daß diese Art des Vorgehens nicht nur jeglichem Verfahren zuwiderläuft, mit dem unsere individuelle, instinktive Steuerung eingeübt wurde, sondern auch dem, mit dem die instinktiven Abläufe im Menschen im Verlaufe seiner ganzen Entwicklungsgeschichte ununterbrochen eingeübt worden sind.

Als ich nach diesem Plan zu arbeiten begann, wurde ich in meiner Annahme durch den Erfolg bestätigt. Denn indem ich tatsächlich in der Mehrzahl der Fälle beschloß, die neuen Bedingungen meines Gebrauchs beizubehalten, entweder um ein anderes als das ursprünglich anvisierte Ziel zu verwirklichen oder um mich einfach zu weigern, mein ursprüngliches Ziel zu verwirklichen, erhielt ich endlich den konkreten Beweis, nach dem ich gesucht hatte – daß nämlich meine instinktive Reaktion auf den Reiz, mein ursprüngliches Ziel zu verwirklichen, nicht nur am Anfang, *sondern durchgehend unterbunden blieb, während ich meine Direktiven für den neuen Gebrauch projizierte.* Die Erfahrung, die ich gewann, indem ich die neue Art des Gebrauchs beibehielt, während ich ein anderes Ziel anvisierte oder mich weigerte, das ursprüngliche Ziel zu verwirklichen, half mir, den neuen Gebrauch auch in jenen Fällen beizubehalten, in denen ich im kritischen Augenblick beschloß, mein ursprüngliches Ziel doch zu verwirklichen und den Satz zu sprechen. Dies bestätigte mir, daß ich fähig wurde, jeglichen Einfluß jenes gewohnten, falschen Gebrauchs beim Sprechen zu besiegen, für den mein ursprünglicher Entschluß, »den Satz zu sprechen«, der Reiz gewesen war. Das hieß, daß meine bewußte, überlegte Steuerung endlich meine unbewußte, instinktive besiegte, die mit dem unbefriedigenden, gewohnten Gebrauch meiner selbst einherging.

Nachdem ich beträchtliche Zeit nach diesem Plan gearbeitet hatte, war ich von meiner Neigung befreit, beim Rezitieren in meinen falschen, gewohnten Gebrauch zurückzufallen, und die deutliche Rückwirkung auf mein Funktionieren überzeugte mich, daß ich endlich auf dem richtigen Wege war; denn seitdem ich diese Neigung besiegt hatte, bekam ich auch keine Schwierigkeiten mehr mit meinem Hals und meiner Stimme, und sogar die Atem- und Nasenbeschwerden, die mich seit meiner Geburt geplagt hatten, waren behoben.

2. Gebrauch und Funktion im Verhältnis zur Reaktion

Der Leser, der meine im letzten Kapitel geschilderten Erfahrungen bedenkt, wird sich daran erinnern, daß mir auf einer bestimmten Stufe meiner Forschung bewußt wurde, daß meine Reaktion auf einen bestimmten Reiz immer wieder das Gegenteil der von mir beabsichtigten war. Auf der Suche nach der Ursache dafür entdeckte ich, daß die Einschätzung meiner Sinneswahrnehmungen (mein Fühlen) in bezug auf den Gebrauch meiner Mechanismen so unzuverlässig war, daß sie mich mit einem Gebrauch meiner selbst reagieren ließ, den ich als richtig *empfand,* der in Wirklichkeit aber für meinen Zweck allzu oft falsch war.

Ich möchte auf diese Tatsache aufmerksam machen, denn ich habe in den langen Jahren, in denen ich Schüler im Verbessern und Überwachen des Gebrauchs ihrer selbst unterrichtet habe, die Erfahrung gemacht, daß die Einschätzung der Sinneswahrnehmungen bei jedem in unterschiedlichem Maße unzuverlässig ist. Wie in meinem eigenen Falle, übt diese Fehleinschätzung einen schädlichen Einfluß auf den Gebrauch und das Funktionieren der Sinneswahrnehmungen aus und infolgedessen auch auf ihre Art, auf Reize zu reagieren.

Meine ganze Erfahrung hat mich in der Tat überzeugt, daß das Vorherrschen von Unzuverlässigkeit der Sinneswahrnehmungen im Zusammenhang mit dem Problem, wie der Mensch seine Reaktionen beherrschen lernt, von allergrößter Bedeutung ist.

Ein anderer wichtiger Punkt im Zusammenhang mit der Beherrschung menschlicher Reaktionen ist die Verbesserung der Einschätzung meiner Sinneswahrnehmungen bezüglich des Gebrauchs meiner Mechanismen, die ich durch die Entdekkung der Primärkontrolle herbeiführen konnte. Damit ist auch eine Verbesserung des Funktionierens meines gesamten Organismus verbunden. Als ich eine Stufe erreicht hatte, auf der sich durch meine bewußte Anwendung dieser Primärkontrolle eine neue Art des Gebrauchs eingespurt hatte, war es mir möglich, auf den Reiz, meine Stimme zum Rezitieren zu gebrauchen, meine instinktive Fehlsteuerung – die zum alten, schädlichen Gebrauch von Kopf, Hals und Stimmorganen und damit zu meiner Heiserkeit geführt hatte – zu verhindern und sie durch eine bewußte Steuerung zu ersetzen, die zu einem neuen Gebrauch von Kopf, Hals und Stimmorganen führte, der keine Heiserkeit zur Folge hatte.

Dies bedeutete, daß der Reiz, meine Stimme zu gebrauchen, nicht mehr die alte Reflex-Handlung auslöste, bei der ich den Kopf nach hinten und unten zog und meine Gestalt verkürzte, die meine gewohnte, schädliche Reaktion auf diesen Reiz war; an ihre Stelle trat indessen eine neue Reflex-Handlung, bei der ich den Kopf nach vorne und oben brachte und meine Gestalt verlängerte; eine Reaktion auf diesen Reiz, die sich aufgrund ihrer Folgen als befriedigend erwies.

Ich konnte also durch das Anwenden der Primärkontrolle eine solche Verbesserung meiner Reaktionen auf den Reiz bewirken, meine Stimme zu gebrauchen, daß die Aktivität der Stimme nicht mehr zu Heiserkeit führte. Diese Tatsache beweist, daß bei meinen Versuchen sehr früh ein praktisches Mittel gefunden war, wodurch meine gewohnte Reflex-Handlung als natürliche Folge des angewandten Verfahrens »umkonditioniert« wurde, da die neue Reflex-Handlung, zu der sie *während des Vorgangs* verändert wurde, mit neuen und besseren allgemeinen Voraussetzungen für Gebrauch und Funktionieren einherging.[10]

In der Tat beweisen die Erfolge, die ich durch das beschriebene Verfahren (siehe Kapitel 1, S. 46/47) erzielt habe, wie eine schädliche Reflex-Handlungsweise, die durch Fehlsteuerung des Gebrauchs entsteht, sogar angesichts der Erregung, welche die Durchführung des Verfahrens mit sich bringt, bewußt in Schach gehalten werden kann.[11]

Darüber hinaus hat mir meine Erfahrung gezeigt, daß in den Fällen, in denen das Wissen um die Steuerung der Primärkontrolle zu einer Verbesserung der Art des Gebrauchs der Mechanismen im gesamten Organismus geführt hat, die Folgen dieser Konditionierung ruhig sich selber überlassen werden können. John Dewey schreibt: »Wissenschaft ist schließlich eine Sache des vollendeten Könnens bei der Durchführung einer Untersuchung... nicht etwas Fertiges, in sich selbst Abgeschlossenes, sondern das Ergebnis einer bestimmten Technik.« *(Experience and Nature,* Open Court Publishing Co., 1926)

Da es mir offensichtlich möglich war, durch eine Veränderung im Steuern meines Gebrauchs eine bewußte Beherrschung meiner Reaktionen zu erzielen, wird der Leser begreifen, warum *das Ersetzen einer instinktiven durch eine bewußte Steuerung für eine Änderung des Gebrauchs* meiner Meinung nach von vorrangiger Wichtigkeit ist. Deshalb glaube ich, daß die Kenntnis der Mittel, wodurch diese Änderung herbeigeführt werden kann, in jeder erzieherischen Arbeit von unschätzbarem Wert wäre.

Die Erfahrungen, die ich bei der Bewältigung meiner eigenen Schwierigkeiten sammelte, erwiesen sich als äußerst wertvoll, als ich mich mit den Schwierigkeiten und Nöten meiner Schüler praktisch auseinandersetzen mußte. Vor allem lehrten mich diese Erfahrungen, daß ich meine Schüler nicht soweit bringen konnte, das Funktionieren ihrer Organe, Systeme oder Reflexe *direkt* zu kontrollieren; indem ich sie jedoch lehren konnte, die Primärkontrolle ihres Gebrauchs bewußt anzuwenden, konnte ich ihnen das Mittel in die Hand geben, ihr allgemeines Funktionieren *indirekt* zu beherrschen. Die Adaption dieses Prinzips in der Anwendung meiner Technik wurde durch die Erfahrung völlig gerechtfertigt, und bis heute habe ich keinen Grund gehabt, davon abzugehen. Ja, meine zunehmende Erfahrung überzeugt mich davon, daß wir kaum je eine Methode entwickeln werden, um dem Problem von bewußtem oder, wie es manchmal heißt, »bedingtem« Verhalten beizukommen, wenn nicht die Schaffung einer bewußten Steuerung des Gebrauchs zusammen mit einem ständig sich verfeinernden Maßstab für die Einschätzung der Sinneswahrnehmungen dieses Gebrauchs zum vordringlichen Anliegen all derjenigen wird, die sich von Berufs wegen in verschiedenen Bereichen mit dem Problem menschlichen Reagierens zu befassen haben.

In jeder Erörterung menschlichen Reagierens können gewisse, wohlbekannte Tatsachen hinsichtlich der Natur der menschlichen Aktivität vorausgesetzt werden.

Menschliche Aktivität ist in erster Linie ein Vorgang des unablässigen Reagierens auf Reize, die von außerhalb oder innerhalb des Selbst empfangen werden. Der erste Atemzug des Neugeborenen ist die Reaktion auf einen vom Atemzentrum ausgehenden Reiz, und das Kind bleibt nur so lange ein lebender Organismus, wie es fähig ist, Reize zu empfangen und auf sie zu reagieren. Kein Mensch kann einen Reiz empfangen außer durch die Mechanismen der Sinne, und angenommen, man könnte diese Sinnes-Mechanismen daran hindern, einen Reiz zu empfangen, wäre keine Reaktion und daher auch keine weitere Aktivität möglich. Das Leben selbst würde dann enden.

Wenn einmal erkannt worden ist, daß jede Aktivität eine Reaktion auf einen durch die Sinnes-Mechanismen empfangenen Reiz ist, kann keine Aktivität mehr als gänzlich »psychisch« oder gänzlich »physisch« bezeichnet werden. Man kann höchstens sagen, daß bei einigen Aktivitäten die »psychische« und bei anderen die »physische« Seite überwiegt. Nehmen wir zum Beispiel das Armheben, das viele kurzerhand als »physischen« Akt bezeichnen würden. Wenn wir betrachten, was zwischen dem Empfang eines Reizes, den Arm zu heben, und dem Ausführen dieses Aktes geschieht, dann sehen wir, daß es sich dabei um ein komplexes Zusammenwirken handelt, das nicht nur die gemeinhin als »physisch« bezeichneten Prozesse, sondern auch die »psychisch« genannten mit ins Spiel bringt. Das Eintreffen des Reizes, einen Arm zu heben, hat bekanntlich eine »psychische« Vorstellung des Aktes, den Arm zu heben, zur Folge, und auf diese Vorstellung folgt ein anderer, sogenannter »psychischer« Vorgang, nämlich das Einwilligen oder Nicht-Einwilligen, auf diesen Reiz zu reagieren. Wird die Einwilligung nicht gegeben, so wird die Reaktion, die das Heben des Armes bewirken würde, unterbunden, und der Arm wird nicht gehoben. Wird die Einwilligung gegeben, so tritt die Steuerung der Mechanismen, die für das Heben des Armes notwendig sind, in Kraft; es werden Botschaften ausgesendet, welche die Kontraktion gewisser Muskelgruppen sowie das Nachgeben anderer bewirken, und der Arm wird gehoben.

Es ist jedoch in diesem Zusammenhang von äußerster Wichtigkeit, darauf hinzuweisen, daß bei den meisten Menschen die Steuerung des Gebrauchs ihrer selbst gewohnheitsmäßig und instinktiv erfolgt: Sobald die Einwilligung gegeben worden ist, auf den Reiz, einen bestimmten Akt auszuführen, zu reagieren, führen sie diesen Akt, wie man sagt, »instinktiv« aus – das heißt ohne eine durchdachte Vorstellung davon zu haben, welche Steuerung des Gebrauchs der Mechanismen für seine zufriedenstellende Ausführung notwendig ist.

Leider entwickelt sich diese Art der instinktiven Steuerung wegen der zunehmenden Unzuverlässigkeit der Einschätzung der Sinneswahrnehmungen[12] mit der Zeit immer mehr zu einer Fehlsteuerung, was einen schädlichen Einfluß auf das Funktionieren und folglich auf die daraus resultierenden Reaktionen ausübt, wie ich es an meinem eigenen Beispiel gezeigt habe.

Diese unbefriedigenden Reaktionen offenbaren sich als Anzeichen von Unvermögen, sogenanntem »psychischem« oder »physischem« Versagen, von Störungen oder Krankheiten, und ihr Erscheinen deutet auf das Vorhandensein von allgemein falschem Gebrauch und Funktionieren[13] des gesamten Organismus. Meine Erfahrung mit Fällen, die derartige »Anzeichen« aufwiesen, hat mir gezeigt, daß diese Symptome dort, wo eine neue und befriedigende Steuerung des Gebrauchs und damit auch ein besseres Funktionieren erreicht worden ist, im Laufe des Umlernprozesses von selbst zu verschwinden neigen, um Anzeichen von Gesundheit und Wohlbefinden bzw. befriedigenden Reaktionen Platz zu machen. Aus diesem Grunde behaupte ich, daß das erste Erfordernis, spezifischen Symptomen beizukommen, darin besteht, die Fehlsteuerung zu unterbinden, die zu falschem Gebrauch und Funktionieren führt, und an ihrer Stelle eine neue und zufriedenstellende Steuerung einzurichten, um so eine Verbesserung von Gebrauch und Funktionieren des gesamten Organismus zu bewirken.

Dieses indirekte Vorgehen steht im Einklang mit dem Prinzip, daß der menschliche Organismus ein unteilbares Ganzes ist; und wo ein Verständnis der Mittel herrscht, mit denen der Gebrauch der Mechanismen in der Praxis als ein aktives Zusammenwirken gesteuert werden kann in dem Sinne, wie ich ihn zu erklären versucht habe, arbeitet dieses Prinzip der Ganzheit zu unserem Vorteil. Aber es gibt eine Kehrseite der Medaille. Es liegt im Wesen der Ganzheit, daß jede Veränderung in einem Teil eine Veränderung im Ganzen nach sich zieht, und die Teile des menschlichen Organismus sind miteinander so eng zu einem Ganzen verknüpft, daß jeder Versuch, eine grundlegende Veränderung in der Funktion eines Teiles herbeizuführen, unweigerlich den Gebrauch und das Zusammenspiel des Ganzen verändern wird. Wo nun das Zusammenwirken im Gebrauch der Mechanismen des Organismus fehlerhaft ist, bedeutet dies, daß jeder Versuch, einen Fehler anders als durch Verändern und Verbessern dieses fehlerhaften Zusammenwirkens des Gebrauchs zu beheben, unweigerlich eine andere Stelle aus dem Gleichgewicht bringen wird (siehe Kapitel 4, Seite 78f.).

Diese Gefahr wird von denen, die Krankheit oder Behinderung zu diagnostizieren und zu behandeln haben, selten erkannt, doch ich bin bereit zu beweisen, daß *durch den Vorgang* des »Heilens« eines unerwünschten Symptoms durch eine spezifische Behandlung – obwohl diese nach außen sogar erfolgreich scheinen mag – in anderen Teilen des Organismus andere, weniger leicht erkennbare, aber oft schlimmere Defekte verursacht werden. Es ist dies die alte Geschichte von den sieben Teufeln.[14]

Die Ergebnisse meiner Unterrichtstätigkeit zeigen mir, daß keine Diagnose vollständig sein kann, die nicht auf jenem Prinzip des ganzheitlichen Zusammenwirkens der Mechanismen des Organismus beruht, das einen engen Zusammenhang zwischen der Art des Gebrauchs der Mechanismen und der Funktionstüchtigkeit des gesamten Organismus mit einschließt.

In den folgenden Kapiteln werde ich einige Beispiele anführen, um zu zeigen, wie Fachleute aus ganz verschiedenen Gebieten dieses Prinzip in ihrem praktischen Umgang mit Ratsuchenden, die einen Defekt oder eine Behinderung korrigieren wollen, mißachten. Die Folge ist eine unvollständige Diagnose, und die Erfolgsaussichten ihrer Beratung, ganz gleich auf welchem Gebiet, werden bedenklich eingeschränkt.

Man kann sich ein richtiges Urteil über ein spezielles Verfahren nur durch die Überprüfung des ihm zugrunde liegenden Prinzips bilden. Wo das Prinzip fragwürdig ist, muß die Methode auf die Dauer versagen. Ich lade Sie daher dazu ein, die praktischen Verfahren, die ich nun schildern werde, nach dem ihnen zugrunde liegenden Prinzip zu bewerten.

3. Der Golfspieler, der seine Augen nicht auf den Ball gerichtet halten kann

Nehmen wir an, daß ein Golfspieler, der mit seinem Spiel wenig erfolgreich ist, Rat bei einem Fachmann sucht, um es zu verbessern. Der Lehrer stellt unter anderem fest, daß der Golfspieler während des Schlages die Augen vom Ball abwendet, und empfiehlt dem Spieler nachdrücklich, daß er, um seine Schlagtechnik zu verbessern, die Augen auf den Ball gerichtet lassen *muß*.

Der Golfspieler geht mit den besten Vorsätzen daran, beim Spiel die Anweisung des Lehrers zu befolgen, muß jedoch feststellen, daß er trotz allen Bemühens noch immer die Augen vom Ball abwendet.

Die geschilderte Situation bietet mehrere Ansatzpunkte zur Diskussion. Ich möchte jedoch in diesem Kapitel meine Betrachtungen auf das Prinzip beschränken, das nicht nur der Diagnose und den Anweisungen des Lehrers zugrunde liegt, sondern auch dem Vorgehen des Schülers und seiner Entscheidung, die Anweisung auszuführen.

Einige Fragen stellen sich gleich von selbst.

- Warum wendet der Golfspieler überhaupt seine Augen vom Ball ab, wenn er dies nach Meinung des Experten nicht tun sollte?
- Warum wendet er die Augen, nachdem er beschlossen hat, sie *auf* den Ball gerichtet zu behalten, *immer noch* vom Ball ab? Warum läßt ihn im entscheidenden Moment sein »Wille zu tun« im Stich?
- Welcher Reiz ist es, der für ihn offenbar zu einer unwiderstehlichen Versuchung wird, die Augen vom Ball abzuwenden, trotz seines Wunsches, die Anweisungen seines Lehrers zu befolgen, und trotz seines »Willens zu tun«?

Um diese Fragen zu beantworten, müssen wir sie in ihrem Zusammenhang untereinander betrachten, denn die Antworten hängen so eng miteinander zusammen wie die Fragen selbst.

Beginnen wir mit der ersten Frage:

Wenn der Golfspieler zu seinem Schlag ausholt, setzt er dazu denselben gewohnten Gebrauch seiner Mechanismen ein wie für alle anderen Tätigkeiten; und da für einen so wesentlichen Teil der anerkannten Golftechnik wie »den Ball im Auge behalten« die Mechanismen, von denen die Beherrschung seiner Augen abhängt, nicht wunschgemäß funktionieren, sind wir zur Folgerung berechtigt, daß dieser gewohnte Gebrauch fehlgesteuert ist. Dieser Umstand wird vom Lehrer praktisch anerkannt, wenn er das Mißlingen des Schlages der Unfähigkeit seines Schülers zuschreibt, den Ball im Auge zu behalten.[15]

Die Antwort auf die Frage, warum dieser fortfährt, seine Augen vom Ball abzuwenden, trotz seiner Absicht, die Anweisungen des Lehrers zu befolgen, und trotz seines »Willens zu tun«, ist, daß er in allem, was er tut, ein ausgemachter »Zielstreber« ist. Er hat die Gewohnheit, seine Ziele direkt nach der »Versuch und Irrtum«-Methode anzusteuern, ohne den Mitteln, wodurch jene Ziele erreicht werden sollten, die nötige Aufmerksamkeit zu schenken. Im vorliegenden Beispiel ist sein Ziel eindeutig die Ausführung eines guten Schlages, was bedeutet, daß sich der Spieler mit Spielbeginn bemühen wird, dieses Ziel direkt anzustreben, ohne sich klarzumachen, welche Art des allgemeinen Gebrauchs seiner Mechanismen die beste für das Ausführen eines guten Schlages wäre. Das Ergebnis ist ein seinem gewohnten Gebrauch entsprechender Schlag; und da sein Gebrauch, einschließlich dem der Augen, fehlgesteuert ist, wendet er die Augen vom Ball ab, und der Schlag trifft ins Leere. Es ist klar, daß er mit demselben fehlgesteuerten Gebrauch seiner selbst auf den Reiz, »einen guten Schlag auszuführen«, reagieren und weiterhin die Augen vom Ball abwenden wird, solange er von seiner Zielstreber-Gewohnheit beherrscht wird.

Dieser Vorgang wiederholt sich jedes Mal, wenn er einen guten Schlag tun will, mit dem Ergebnis, daß er weit mehr Fehlschläge als Erfolge zu verbuchen hat. Er wird emotional mehr oder weniger verstört, wie es immer geschieht, wenn jemand wesentlich mehr Fehlschläge als Erfolge hat, ohne die Ursache zu erkennen.[16] Und je weniger er sich imstande sieht, die Anweisungen seines Lehrers mit wenigstens soviel Genauigkeit in die Tat umzusetzen, daß ihm noch Freude am Spiel bleibt, desto mehr verschlechtert sich sein emotionaler Zustand. Die unmittelbare Auswirkung ist, daß er sich mehr denn je anstrengt, einen guten Schlag auszuführen, somit in seine alte, falsche Art, seine Mechanismen zu gebrauchen, verfällt und wieder die Augen vom Ball abwendet.

Nun würde man annehmen, daß allein schon die wiederholte schlechte Erfahrung ihn dazu veranlassen würde, nach einem anderen Prinzip zu verfahren; aber meine Unterrichtspraxis zeigt mir, daß sich in dieser Beziehung die Verfahrensweise des Golfspielers von derjenigen anderer, die sich selbst falsch gebrauchen und vergebens versuchen, einen Fehler zu verbessern, nicht im geringsten unterscheidet. So merkwürdig es erscheinen mag: Ich stelle regelmäßig fest, daß ein Schüler, der sich selbst falsch gebraucht, bei all seinen Tätigkeiten darin fortfährt, sogar nachdem man ihn auf seinen falschen Gebrauch aufmerksam gemacht hat und ihn die Erfahrung gelehrt hat, daß das Verharren in diesem Gebrauch die Ursache seines Versagens ist.

Für diese scheinbare Anomalie gibt es eine Erklärung. Mit dieser Erklärung hoffe ich nicht nur den Grund für die Schwierigkeit des Golfspielers aufzudecken, sondern zugleich auch für diejenige so vieler anderer, die sich, bei allem guten »Willen«, außerstande sehen, etwas zu berichtigen, das sie an sich selbst falsch finden.

Der gewohnte Gebrauch seiner Mechanismen, die der Golfspieler bei all seinen Tätigkeiten, das Golfspielen inbegriffen, anwendet, war stets von gewissen Sinneserfahrungen (Empfindungen) begleitet, die ihm durch ihr lebenslängliches Einhergehen mit diesem gewohnten Gebrauch vertraut geworden sind. Darüber hinaus sind sie ihm so sehr vertraut geworden, daß er sie nun als *»richtig empfindet«* und aus ihrer Wiederholung große Befriedigung schöpft. Deswegen setzt er, wenn er versucht, einen »guten Schlag zu vollführen«, beim Schwingen des Schlägers seinen falschen, gewohnten Gebrauch einschließlich des Abwendens der Augen vom Ball ein, weil ihm die Sinneserfahrungen, die mit diesem Gebrauch verbunden sind, vertraut und für seine Empfindung »richtig« erscheinen.

Andererseits stünde derjenige Gebrauch seiner Mechanismen, mit dem er während des Zuschlagens den Ball *im Auge* behalten könnte, zu seinem gewohnten Gebrauch im Widerspruch und wäre *mit Sinneserfahrungen verbunden, die er, weil unvertraut, als falsch empfinden würde;* man kann daher sagen, daß er in jene Richtung keinen Sinnesanreiz empfängt. Jeder empfangene Sinnes-Reiz verleitet ihn zur Wiederholung der vertrauten Sinnes-Erfahrungen, die seinen falschen Gebrauch begleiten, und trägt den Sieg davon über jeden sogenannten »psychischen« Reiz, der seinem »Willen zu tun« entspringt. Mit anderen Worten: Die Verlockung des Vertrauten ist für ihn zu stark und zwingt ihn zum gewohnten Gebrauch seiner selbst, den er *als richtig empfindet.*

Dies ist nicht erstaunlich, wenn man bedenkt, daß das Verlangen des Golfspielers, seinen gewohnten Gebrauch wegen der ihn begleitenden vertrauten Sinneserfahrungen zum Erreichen seines Zieles um jeden Preis anzuwenden, ein instinktives Verlangen ist. Die Menschheit hat es ererbt und durch alle Zeiten weiterentwickelt. *Sein Wunsch, bei der Verwirklichung seines Zieles die Empfindung von »richtig« zu haben,* ist daher primär, und im Vergleich dazu ist sein Wunsch, einen guten Schlag auszuführen, jung und unentwickelt und beeinflußt ihn nur in zweiter Linie. Dies wird durch die Tatsache bewiesen, daß er am Anfang zwar wünscht, einen guten Schlag zu vollführen, daß aber dann der Wunsch, Sinneserfahrungen zu wiederholen, die er »als richtig empfindet«, auftaucht. Dieser Wunsch wirkt als Reiz auf ihn, sich selbst auf die gewohnte, mit diesen Erfahrungen verknüpfte Art zu gebrauchen, obwohl es genau diese ist, welche ihn daran hindert, seinen neuentwickelten Wunsch nach einer guten Schlagausführung zu verwirklichen.

Der Wunsch, nach den Anweisungen des Lehrers den Ball nicht aus den Augen zu verlieren, ist noch jünger und infolgedessen noch zu schwach im Vergleich zu den beiden eben beschriebenen. Er hat darüber hinaus sogar noch geringere Chancen, verwirklicht zu werden: erstens, weil der Reiz dazu nicht von innen heraus kommt wie für die anderen zwei, sondern von außen, d. h. vom Lehrer; zweitens, weil die Anweisung bedeutet, daß etwas Falsches im Gebrauch des Schülers, d. h. im Gebrauch der Augen, verbessert werden soll und daher sofort mit dem alles dominierenden Wunsche des Schülers, seinen falschen gewohnten Gebrauch anzuwenden, in Konflikt geraten muß. Wie wir gesehen haben, übt dieser Wunsch den beherrschenden Einfluß auf alles aus, was der Schüler zu tun versucht. Es kann daher nur einen ungleichen Kampf zwischen diesen zwei Wünschen geben, wobei der Wunsch, die Anweisungen des Lehrers zu befolgen, den kürzeren ziehen wird.[17]

Sein Wunsch, das Ziel mit einer Art des Gebrauchs seiner Mechanismen zu verwirklichen, die er als richtig *empfindet,* obwohl sie für den Zweck tatsächlich falsch ist, übt also einen dominierenden Einfluß aus. Es ist eine Erklärung nicht nur dafür, warum er *fortfährt,* die Augen vom Ball abzuwenden und somit schlecht zu schlagen, sondern auch, warum er trotz der Erfahrung wiederholten Mißerfolges nicht aufhört, »zielstrebig« zu sein, und nicht versucht, auf eine andere Art zu üben.

Nun, da wir das fehlerhafte Prinzip erläutert haben, das den Anstrengungen des Golfspielers, die Anweisungen seines Lehrers zu befolgen, zugrunde liegt, wollen wir dazu übergehen, das Prinzip zu untersuchen, auf dem diese Anweisungen gründen.

Die Anweisung an den Schüler, er solle »den Ball im Auge behalten«, zeigt die Erkenntnis des Lehrers, daß die Mechanismen, die für die Steuerung der Augen verantwortlich sind, beim Schüler nicht so funktionieren, wie sie sollten. Wenn aber der Lehrer, um dieser Schwierigkeit abzuhelfen, seinem Schüler einfach sagt, er solle »den Ball im Auge behalten«, so zeigt er auch, daß er das falsche Funktionieren der Augen nicht mit einer Fehlsteuerung des Gebrauchs der Mechanismen des gesamten Organismus in Verbindung bringt. Dies bedeutet, daß er bei der Diagnose und Behandlung den Organismus seines

Schülers nicht als ein einheitliches Ganzes betrachtet, bei dem das Arbeiten eines Teiles vom Funktionieren des Ganzen beeinflußt wird. Insofern kann man sagen, daß seine Diagnose unvollständig ist und seine Möglichkeit einschränkt, seinem Schüler beratend zu helfen.

Anzeichen von Fehlsteuerungen des Gebrauchs bei menschlicher Aktivität findet man überall, und eigentlich sind wir an der Schwierigkeit des Golfspielers deswegen interessiert, weil sich dieses Problem nicht nur auf das Golfspiel beschränkt, sondern sich jedem stellt, der vergebens versucht, Fehlern abzuhelfen, die ihn in seinen verschiedenen Betätigungen behindern oder einen bestimmten Akt zufriedenstellend auszuführen.

Fehlsteuerung des Gebrauchs findet man bei dem Menschen, der eine Feder zum Schreiben nimmt und plötzlich die Finger unnötig versteift oder mit dem Arm Bewegungen macht, die von den Fingern ausgeführt werden sollten, oder gar das Gesicht verzieht; beim Turner, dessen Ausführung gewisser Arm- oder Beinbewegungen mit dem schädlichen und unnötigen Herunterdrükken des Kehlkopfes und mit der übermäßigen Anspannung der Brustkorbmuskulatur verbunden ist; beim Menschen, der beim Vorlesen, Singen oder Sprechen zu Beginn jedes Satzes die Luft durch den Mund »einzieht«, obwohl er sonst, wenn er geht oder steht, durch die Nase einatmet; beim Berufs- oder Amateur-Athleten, der bei jeder besonderen Anstrengung die Halsmuskeln versteift und den Kopf unangemessen nach hinten zieht.

In all diesen Fällen, die man ins Unendliche erweitern könnte, wird man feststellen, daß der Gebrauch der Mechanismen, die von der erforderlichen Bewegung betroffen sind, oft weit von dem entfernt ist, der dem Zweck am besten dienen würde.

Dies alles soll zeigen, daß bei jeder Form von Betätigung der eingesetzte Gebrauch der Mechanismen zufriedenstellend oder unbefriedigend ausfallen wird, entsprechend unserer Steuerung dieses Gebrauchs. Wo die Steuerung zufriedenstellend ist, ist ein ebensolcher Gebrauch der Mechanismen des Organismus als Funktionseinheit gewährt, und damit auch der zufriedenstellende Gebrauch der einzelnen Teile wie der Arme, Handgelenke, Hände, Beine, Füße, Augen. Wo hingegen Fehlsteuerung auftritt, steht dieser zufriedenstellende Gebrauch der Mechanismen nicht zu unserer Verfügung. Genau in dieser Lage befindet sich der Golfspieler, der den Ball nicht im Auge behalten kann, obwohl er es möchte.

Betrachten wir nun einmal, wie die Schwierigkeiten des Golfspielers von einem Lehrer gehandhabt würden, welcher der Idee von der Ganzheitlichkeit des Organismus verpflichtet ist und seine Unterrichtspraxis auf das von mir so genannte Prinzip der »Mittel-wodurch« gründet – d. h. auf das Prinzip einer prüfenden Betrachtung der Ursachen der vorliegenden Voraussetzungen und ein indirektes statt eines direkten Vorgehens seitens desjenigen, der das erwünschte Ziel zu erreichen trachtet. (Vgl. F. M. Alexander, *Constructive Conscious Control of the Individual,* Seite 10, Fußnote.)

Erstens würde er das Unvermögen des Golfspielers, einen guten Schlag zu vollführen, vor allem einer Fehlsteuerung des gewohnten Gebrauchs seiner Mechanismen zuschreiben und nicht irgendeinem spezifischen Fehler, wie z. B. der Unfähigkeit, den Ball im Auge zu behalten. Er würde erkennen, daß die Unfähigkeit, den Ball im Auge zu behalten, lediglich ein Symptom dieser Fehlsteuerung ist, und daß man auf keinen Fall sagen kann, sie sei die Ursache seines Unvermögens, einen guten Schlag zu vollführen. Er würde beobachten, daß sein Schüler, sobald er zum Schlag ausholt, denselben falschen Gebrauch einsetzt, den er im Alltag für all seine Tätigkeiten anwendet, so daß er selbst genau das verursacht, was er zu verhindern bestrebt ist, nämlich das Abwenden der Augen vom Ball. Er würde sehen, daß die Schwierigkeit seines Schülers weitgehend von seinem eigenen »falschen« Tun verursacht wird.

Ein Lehrer, der in diesem Sinn seine Diagnose stellt, versteht, daß die Schwierigkeit nicht durch eine solche rein auf eine Einzelheit ausgerichtete Anweisung behoben werden kann – wie z. B. die, seinem Schüler zu sagen, er solle den Ball im Auge behalten –; denn er sieht ein, daß jede »Willens-Anstrengung« eines Schülers, dessen Gebrauch seiner selbst fehlgesteuert ist, in die falsche Richtung geht.[18] Das heißt, je mehr er sich anstrengt, eine solche Anweisung zu befolgen, und je mehr er sich selbst zum Erfolg verhelfen »will«, desto mehr ist sein Gebrauch fehlgesteuert und desto wahrscheinlicher wird er die Augen vom Ball abwenden. Der Lehrer schließt daraus, daß er einen Weg finden muß, seinen Schüler zu lehren, die Fehlsteuerung seines Gebrauchs zu verhindern; und da er merkt, daß die Fehlsteuerung in dem Augenblick beginnt, da der Schüler versucht, sein Ziel zu verwirklichen und einen guten Schlag zu vollführen, besteht sein erster Schritt natürlich darin, den Schüler dahin zu bringen, daß er zu versuchen aufhört, »einen guten Schlag zu vollführen«. Er erklärt ihm, daß jede unmittelbare Reaktion auf den Reiz, einen guten Schlag zu vollführen, immer mittels seines falschen, gewohnten Gebrauchs geschieht. Könnte er diese unmittelbare Reaktion verhindern, würde er jedoch andererseits gleichzeitig die damit zusammenhängende Fehlsteuerung seines Gebrauchs unterbinden, die *das* Hindernis bei der Verwirklichung seines Zieles ist. Er schärft ihm ein, daß von allen für einen guten Schlag notwendigen Schritten *dieser Akt des Unterbindens die erste und wichtigste Handlung ist;* denn durch das Unterbinden des fehlgesteuerten, gewohnten Gebrauchs wird dem Lehrer der Weg geebnet, im Schüler jene neue Steuerung des Gebrauchs seiner Mechanismen aufzubauen, durch die er mit der Zeit die Fähigkeit gewinnen wird, den Ball im Auge zu behalten und einen guten Schlag zu vollführen.

Wenn wir nun das Prinzip der »Mittel-wodurch« verstehen wollen, auf das der Lehrer, der das Funktionieren des menschlichen Organismus als einheitlichen Ablauf betrachtet, seine Unterrichtsmethode gründet, dann müssen wir uns darüber im klaren sein, daß das Erreichen eines gewünschten Zieles oder das Durchführen einer Handlung wie das Schlagen des Golfballes, der Steuerung und Durchführung einer zusammenhängenden Reihe vorbereitender Aktivitäten mittels der Mechanismen des Organismus bedarf. Daher muß dieser Gebrauch der Mechanismen durch eine zusammenhängende Folge von Direktiven, die der Abfolge der vorbereitenden Aktivitäten entsprechen, gesteuert werden, wenn er zur zufriedenstellenden Verwirklichung des erwünschten Zieles führen soll. Wenn an irgendeiner Stelle die Kette der Befehle unterbrochen und der Gebrauch fehlgesteuert wird, werden alle folgenden Akte dieser Reihe schiefgehen, und das Ziel wird nicht wunschgemäß erreicht (der Golfspieler wird z.B. keinen guten Schlag vollbringen). Heute ist bei fast allen Menschen die Steuerung des Gebrauchs der Mechanismen nicht überlegt, sondern instinktiv; und in denjenigen Fällen, in denen diese instinktive Steuerung zu einem falschen Gebrauch führt, wird die Reihe der zusammenhängenden, einleitenden Akte für die Verwirklichung eines Zieles von einer Reihe von Direktiven eingeleitet, die durch falschen Gebrauch der Mechanismen wirken, so daß das Ergebnis eine Reihe fehlerhafter Akte ist. (Vgl. F.M. Alexander, *Constructive Conscious Control,* Seite 264ff.)

Diesen Tatsachen muß der Lehrer Rechnung tragen, der das Prinzip der »Mittel-wodurch« anwendet, um in seinem Schüler eine neue Steuerung des Gebrauchs aufzubauen. Er wird in seiner Arbeit erkennen, daß diese einleitenden Akte, obwohl eigentlich Mittel, auch Ziele für sich – allerdings keine isolierten – sind, insofern, als sie eine koordinierte Folge von Akten bilden, die »alle zusammen, einer nach dem anderen« ausgeführt werden sollen.[19] Er wird seinem Schüler begreiflich machen, daß diese Serie von Akten eine Einheit bildet, die es aufrechtzuerhalten gilt. Zu diesem Zwecke muß er die für den ersten Akt notwendigen Direktiven weiter und *gleichzeitig* mit den

Direktiven für den zweiten Akt erteilen und so fort für die ganze Folge, bis alle einleitenden Akte in ihrer zusammenhängenden Folge ausgeführt sind und auf diese Art das endgültige Ziel gewährleistet ist.

Man könnte nun fragen, worin die Technik für die praktische Umsetzung des »Mittel-wodurch«-Prinzips beim Aufbauen einer neuen und zufriedenstellenden Steuerung des Gebrauchs genau besteht.

Es ist unmöglich, an dieser Stelle mehr als einen groben Überblick über diese Technik zu geben, weil die Sinnes-Erfahrungen, die der Schüler während der Entwicklung zu einer neuen Steuerung seines Gebrauchs macht, genausowenig schriftlich oder mündlich vermittelt werden können, wie die genaueste Beschreibung der Sinnes-Erfahrungen eines professionellen Golfspielers beim Schlagen den Schüler nicht in die Lage versetzen könnte, diese zu reproduzieren. Aber ich möchte meine Leser auf das erste Kapitel hinweisen, in dem ich die Versuche geschildert habe, die mich zur Entdeckung führten, daß es eine primäre Kontrolle für den Gebrauch unser selbst gibt, die das Arbeiten aller Mechanismen regiert und so die Kontrolle über den komplexen menschlichen Organismus vergleichsweise einfach macht.

Diese primäre Kontrolle, von Rudolf Magnus (1873–1927) aus Utrecht »Zentralapparat« genannt, ist von einem bestimmten Gebrauch des Kopfes und des Nackens in bezug auf den Gebrauch des übrigen Körpers abhängig. Sobald es dem Schüler gelingt, die Fehlsteuerung, die zu seinem fehlerhaften, gewohnten Gebrauch führt, zu unterbinden, muß der Lehrer mit dem Aufbau des neuen Gebrauchs beginnen, indem er dem Schüler die erste Direktive für den Aufbau dieser primären Kontrolle gibt. Der Schüler wird dann diese Direktive projizieren, während der Lehrer mit seinen Händen die ihr entsprechende Aktivität in ihm herbeiführt, *womit durch dieses kombinierte Vorgehen dem Schüler die neue Erfahrung des angestrebten Gebrauchs gewährleistet wird.* Diese ihm zunächst unvertraute Erfahrung wird ihm mit der Wiederholung vertraut werden.

Danach gibt ihm der Lehrer die zweite Direktive. Der Schüler seinerseits muß *die erste Direktive weiter wirken lassen,* während er die zweite projiziert und während der Lehrer die entsprechende Aktivität in ihm herbeiführt. Wiederum gewährleistet dieses kombinierte Vorgehen dem Schüler die neue Erfahrung des angestrebten Gebrauchs, und wiederum wird diese neue, zunächst unvertraute Erfahrung durch Wiederholung zur vertrauten.

Durch diese Art des Vorgehens werden die zwei Befehle und ihre entsprechenden Aktivitäten miteinander verknüpft und werden verknüpft bleiben. Sind noch weitere Direktiven notwendig, um die gewünschte Veränderung des Gebrauchs zu erzielen, muß genauso verfahren werden.

Wenn Lehrer und Schüler nach diesen Grundsätzen zusammenarbeiten und bei ihrem Vorgehen nie vom »Mittel-wodurch«-Prinzip abweichen, wird mit der Zeit im Schüler die erwünschte Steuerung des Gebrauchs seiner Mechanismen fest eingeübt sein. Der Vorgang muß nur solange wiederholt werden, bis ihm die entsprechenden Erfahrungen so vertraut geworden sind, daß der neue und zufriedenstellende Gebrauch für alle seine Tätigkeiten gewährleistet ist.

Wenn diese Stufe erreicht ist, wird man feststellen, daß beim Schüler der Fortschritt in der Art seines Gebrauchs mit einer Besserung seines Funktionierens Hand in Hand geht und daß unerwünschte, spezifische Erscheinungen wie der unbefriedigende Gebrauch der Augen *während des Vorgehens* verschwinden werden. Dies bedeutet, daß der Golfspieler den Ball nach Wunsch im Auge behalten können wird, denn neue und zuverlässige »Kommunikationslinien« sind aufgebaut worden, die gewährleisten, daß er das, was er tun »will«, auch tatsächlich tut; kurz gesagt, sein »Wille zu tun« wird nutzbar sein.

Die Schwierigkeit des »Zielstrebers« mit den »Mitteln-wodurch«

Des öftern ist der Einwand erhoben worden, daß dieses Verfahren für den Durchschnittsmenschen zu langwierig sei. Ich räume gern ein: Fände man einen Weg, den Golfspieler, der den Ball nicht im Auge behalten kann, dazu zu bringen, seinen Wunsch, einen guten Schlag zu vollführen, zu inhibieren, ohne ihn vorher den Prozeß der Veränderung des falschen Gebrauches seiner selbst durchlaufen zu lassen – es würde ihm gelingen, den Ball im Auge zu behalten und einen guten Schlag zu vollführen. (Dies trifft auch für jede andere Schwierigkeit zu, die einem Golfspieler begegnen kann.) Aber in all den Jahren habe ich unter den Leuten mit einem falschen Gebrauch ihrer selbst, die ich unterrichtet habe, noch niemanden gefunden, der, bevor sein unbefriedigender Gebrauch verändert wurde, fähig gewesen wäre, seinen Wunsch zu inhibieren, ein Ziel direkt zu erreichen. Sogar dann, wenn sie das Mittel kennengelernt haben, um die Veränderung von einem unbefriedigenden Gebrauch und Funktionieren des ganzen Organismus zu bewirken und damit ihre speziellen Fehler indirekt überwinden können, ist ihr Wunsch, ihr Ziel auf direktem Wege zu erreichen, so stark, daß sie dieses »Mittel-wodurch« nur selten für sich und ihre Lehrer befriedigend nutzen können.

Dies führt mich zu einem Punkt, den ich auf das nachdrücklichste betonen möchte: *Wenn jemand nämlich einen gewissen Grad an unbefriedigendem Gebrauch und Funktionieren erreicht hat, stellt sich seine Gewohnheit, das »Ziel anzustreben«, bei all seinen Versuchen, von welcher Unterrichtsmethode auch immer zu profitieren, als der hindernde Faktor heraus.* Übliche Unterrichtsmethoden, ganz gleich auf welchem Gebiet, werden mit diesem hindernden Faktor nicht fertig – vielmehr unterstützen sie diese »Zielstreberei« eher noch.[20] Die Anweisung für den Golfspieler unseres Beispiels, den Ball im Auge zu behalten, ist bezeichnend für die Art von spezifischen Anweisungen, wie sie für gewöhnlich von Lehrern erteilt werden, um bei ihren Schülern spezifische Fehler zu beseitigen; und wir haben am letzten Beispiel gesehen, wie diese Anweisung für den Schüler der Ansporn war, sich mehr denn je für das Erreichen seines Zieles anzustrengen und so seine Bemühungen schlimmer denn je fehlzurichten.[21]

Diese Gewohnheit der »Zielstreberei« ist so eingefleischt, daß sie sogar dort ernsthafte Schwierigkeiten bereitet, wo sich die Unterrichtsmethode auf das »Mittel-wodurch«-Prinzip gründet. Die Schwierigkeiten können nur dann überwunden werden, wenn sich beide, Lehrer und Schüler, bei jedem Schritt ihres vereinten Vorgehens, auch beim einfachsten, streng an das von mir geschilderte Arbeitsprinzip halten: Bei einer Reihe von Aktivitäten, die als geeignete Mittel, ein bestimmtes Ziel zufriedenstellend zu verwirklichen, geplant worden sind, darf nämlich die erste Aktivität nicht als selbständiges Ziel betrachtet werden, sondern muß projiziert, ausgeführt und *dann weiter aufrechterhalten* werden, als Voraussetzung und Mittel für die Ausführung der folgenden Aktivität und so weiter.

Meine tägliche Unterrichtserfahrung hat mir gezeigt, daß das große Hindernis auf dem Wege der Mitarbeit des Schülers bei diesem Plan sein Glaube ist, daß es genüge, das »Mittel-wodurch«-Prinzip mit dem »Verstande« begriffen zu haben und ihm in der Theorie vollumfänglich zuzustimmen, um ohne viel Mühe in der Praxis danach arbeiten zu können.[22] Tatsächlich kann ein Schüler von einer »verstandesmäßigen« Auffassung dessen, was das »Mittel-wodurch«-Verfahren erfordert, ausgehen. Sobald ihn aber der Gedanke erreicht, einen Akt gemäß dieses Vorgehens auszuführen, verführt ihn seine Gewohnheit des »Zielstrebens« dazu, zu *versuchen, den Akt auf die gewohnte Art, die er als richtig empfindet, zu »tun«,* wie ich in meiner Praxis gesehen habe. Und dies, obwohl ich ihm wiederholt bewiesen habe, daß die Sinnesempfindung, von der er abhängig ist, um zu »wissen«, ob seine Mittel richtig sind oder nicht, ihn täuscht, so daß in Wirklichkeit falsch ist, was er als den zum Erreichen seines Zieles richtigen Gebrauch seiner selbst empfindet.

Bei einem solchen Schüler bedeutet das Arbeiten nach dem

»Mittel-wodurch«-Prinzip, gegen eine Lebensgewohnheit zu arbeiten. Es ist schwierig genug (wie jeder einsehen wird, der es versucht), nach einem Prinzip zu arbeiten, das einer Lebensgewohnheit widerspricht; und die Schwierigkeit wird noch enorm gesteigert, wenn es darum geht, gegen die Gewohnheit der »Zielstreberei« zu arbeiten, denn diese Gewohnheit ist so eng mit falschen Gewohnheiten des Gebrauchs verknüpft, die als richtig empfunden werden, daß man sie nicht aufgeben kann, ohne zugleich die damit zusammenhängenden lebenslangen vertrauten Gewohnheiten des Gebrauchs aufzugeben und an ihrer Stelle einen neuen Gebrauch anzuwenden, der als falsch empfunden wird.

Um eine so tief verankerte Gewohnheit wie die der »Zielstreberei« zu verändern und nicht nur zu verlagern, finde ich es daher unbedingt erforderlich, einem Schüler zunächst bei ganz einfachen Handlungen folgende Erfahrungen zu geben:

1. *daß er sich weigert, auf einen Reiz, ein bestimmtes Ziel zu erreichen, zu reagieren,* womit er die mit seiner gewohnten Reaktion verknüpften unbefriedigenden Gewohnheiten des Gebrauchs verhindert;
2. *daß er die Direktiven für den neuen, zufriedenstellenden Gebrauch projiziert,* und zwar, wie schon erklärt, in ihrer richtigen Reihenfolge – die erste, die zweite usw., »alle zusammen, eine nach der anderen«, *während ihn gleichzeitig der Lehrer durch seine Hände mit den neuen Sinneserfahrungen vertraut macht,* die mit diesem neuen Gebrauch verbunden sind; diese werden, das möchte ich nochmals betonen, am Anfang als falsch empfunden.

Durch diese Art des Vorgehens wird in der Einschätzung der Sinneswahrnehmungen des Schülers ein allmählicher Fortschritt erzielt, so daß er sich der Fehler seiner gewohnten Art, sich selbst zu gebrauchen, mehr und mehr bewußt wird: Da sich andererseits mit *zunehmender Bewußtheit die Art des Gebrauchs seiner selbst bessert, verändert sich die Einschätzung seiner Sinneswahrnehmungen weiter positiv und wird mit der Zeit zu einem Maßstab in ihm selber,* mit dessen Hilfe er beides, Fehler und Fortschritt, immer besser erkennen wird, nicht nur in der Art seines Gebrauches, sondern auch in seinem allgemeinen Funktionieren.[23] Und da er auf alle Reize mittels des Gebrauchs seiner selbst reagiert, ist es klar, daß mit dessen Besserung und mit dem besseren Zusammenspiel der verschiedenen Teile des Organismus auch eine Besserung seiner Reaktionen auf jede Art von Reizen Hand in Hand gehen wird. Infolgedessen bessern sich natürlich auch seine Reaktionen auf Reize, ein bestimmtes Ziel zu erreichen, womit sich die Möglichkeit erweist, daß es durch die Arbeit gemäß dem »Mittel-wodurch«-Prinzip möglich ist, die Gewohnheit der Zielstreberei, die im Menschengeschlecht so tief verwurzelt ist, an ihrem eigentlichen Ursprung zu besiegen.

Es versteht sich von selbst, daß ein Verfahren zur Beherrschung der Art, auf Reize zu reagieren, auch zur Beherrschung des eigenen Verhaltens im allgemeinen führen muß. Aus diesem Grunde sollte die Technik, die ich für den Aufbau einer bewußten Steuerung des Gebrauchs seiner selbst beschrieben habe, bei allen Anklang finden, die mit Erziehung im weitesten Sinne zu tun haben.

4. Der Stotterer

Ich werde als zweites Beispiel den Fall eines Mannes schildern, der mir wegen eines Sprachfehlers geschickt wurde. Er erzählte mir von seinem Unterricht bei Spezialisten und daß er sein Bestes getan hat, ihre Anweisungen zu befolgen und ihre Übungen auszuführen. Besondere Mühe hatte er immer mit Lauten, die den Gebrauch der Zunge oder der Lippen verlangten, vor allem bei den Konsonanten T und D. Aber obwohl er die Übungen mehr oder weniger erfolgreich ausführte, war sein Stottern beim alltäglichen Sprechen doch bestehen geblieben und verstärkte sich sogar, wenn er erregt oder in Eile war.

Wie es bei einem neuen Schüler meine Gewohnheit ist, beobachtete ich besonders die Art, wie er in mein Zimmer trat und sich auf einen Stuhl setzte, und es war mir sofort klar, daß der allgemeine Gebrauch seiner selbst außergewöhnlich schlecht war. Wenn er sprach, bemerkte ich auch einen falschen Gebrauch von Zunge und Lippen und bestimmte Fehler im Gebrauch von Kopf und Nacken, die ein unangemessenes Herunterdrücken des Kehlkopfes und eine unnötige Verspannung der Gesichts- und Halsmuskulatur hervorriefen. So machte ich ihn darauf aufmerksam, daß sein Stottern nicht ein isoliertes Symptom von schlechtem Gebrauch ist, das sich auf seine Sprechorgane beschränkt, sondern daß sein Stottern mit anderen Symptomen schlechten Gebrauchs und schlechten Funktionierens in anderen Teilen seines Organismus zusammenhängt.

Als er dies bezweifelte, erklärte ich ihm, daß ich jedem Stotterer, der mich um Hilfe gebeten hat, beweisen konnte, daß er nicht nur mit Zunge und Lippen, sondern außerdem noch mit verschiedenen anderen Teilen seines Körpers »stotterte«. »Normalerweise«, sagte ich ihm, »übersieht man diese anderen Fehler oder beachtet sie nicht, bis sie den Punkt erreichen, an dem sich das fehlerhafte Funktionieren in irgendeiner Form sogenannter physischer oder psychischer Störung zeigt. In Ihrem Falle stört Sie Ihr Stottern bei der Arbeit und behindert Sie im Umgang mit Ihren Mitmenschen, und darum konnten Sie es nicht unbeachtet lassen. Aber das wird sich noch als ein Segen erweisen, denn nur dadurch werden Sie noch rechtzeitig der anderen, schwerwiegenderen Fehler innewerden, auf die ich Sie hingewiesen habe und die sich mit der Zeit immer weiter verschlimmern würden.« Ich versicherte ihm, daß ich in den langen Jahren praktischer Erfahrung, in denen ich mich mit den Schwierigkeiten und Eigenarten der Stotterer befaßt hatte, zu der Überzeugung gekommen war, daß Stottern eines der interessantesten spezifischen Symptome einer generellen Ursache, nämlich der Fehlsteuerung des Gebrauchs der psycho-physischen Mechanismen, war. Er könnte nur dann mein Schüler werden, wenn er bereit ist, mit mir auf der Basis einer Korrektur der Fehlsteuerung seines allgemeinen Gebrauchs zu arbeiten, da es der primäre Schritt zur Behebung seines Sprachfehlers ist. Dafür versprach ich ihm eine Wendung zum Besseren im Gebrauch seiner Mechanismen, einen besser funktionierenden Organismus und somit auch das Ende seines Stotterns. Das leuchtete ihm ein, und er beschloß, Stunden zu nehmen.

Nun ist nach meiner Erfahrung das Stottern wie die Tendenz des Golfspielers, die Augen vom Ball abzuwenden, auf gewohnheitsmäßige Fehlsteuerung des Gebrauchs der Mechanismen zurückzuführen, so daß die Abhilfe in beiden Fällen grundsätzlich das gleiche Problem darstellt. Wie beim Golfspieler ist es auch beim Stotterer notwendig, diese gewohnheitsmäßige Fehlsteuerung des Gebrauchs in eine zufriedenstellende umzuwandeln; und erst, wenn der neue, bessere Gebrauch in ihm angelegt und ausreichend gefestigt ist, kann er ihn praktisch als Mittel anwenden, um seine speziellen Sprachschwierigkeiten zu überwinden.

Im Falle dieses Schülers begann ich also damit, ihn auf verschiedene auffallende Symptome seines falschen, gewohnten Gebrauchs aufmerksam zu machen. Dabei war eines der ausgeprägtesten Merkmale die übertriebene Anspannung der Muskeln seines gesamten Organismus, wann immer er zum Sprechen ansetzte. Diese extreme Muskelanspannung war ein hindernder Faktor für das Funktionieren seiner Mechanismen im allgemeinen und verhinderte einen zufriedenstellenden Gebrauch seiner Zunge und Lippen. Je mehr er durch besondere »Willens«-Anstrengung versuchte, nicht zu stottern, desto gewisser konnte er sein, daß er die bereits übertriebene Muskelanspannung noch erhöhte und so seinem eigenen Ziel entgegenwirkte.

Ich erklärte ihm den Grund dafür: Er begann erst zu sprechen, wenn er das Maß an innerer Spannung erzeugt hatte, das seinem gewohnten Gebrauch entsprach und ihm *das Empfinden gab, er könne sprechen.* Das hieß, daß er erst dann beschloß, der Augenblick des Sprechens sei für ihn gekommen, wenn ihm seine *Empfindung* sagte, daß er seine Mechanismen auf das Vorteilhafteste gebrauchte; und dieser Augenblick war letztlich genau der, in dem ihm die Einschätzung seiner Sinneswahrnehmungen (der einzige ihm zur Verfügung stehende Maßstab zur Einschätzung der notwendigen Muskelanspannung) das Maß an Spannung, das er gewöhnlich zum Sprechen anwandte und das ihm deshalb vertraut war, als »richtig« anzeigte.

Unglücklicherweise war das vertraute Maß an Spannung, das er »als richtig empfand«, jenes Übermaß, das mit dem falschen, gewohnten Gebrauch seiner Mechanismen – wovon sein Stottern ein Symptom war – zusammenhing; darum ermahnte ich ihn nachdrücklich, sich von Anfang an darüber im klaren zu sein, daß die »Empfindung«, auf die er sich bisher gestützt hatte, um zu wissen, ob sein Gebrauch für das Sprechen richtig war, als Maßstab zur Einschätzung der Muskelanspannung unzuverlässig sei und daß er sich bei seinen Sprechversuchen nicht von ihr leiten lassen dürfe. Wie könne er erwarten, fragte ich ihn, mit Hilfe seiner Empfindung zu beurteilen, wieviel Spannung er zum Sprechen benötige, wenn ihm das Erlebnis des Sprechens mit der richtigen Spannung unbekannt sei? Er könne doch nicht um eine Empfindung »wissen«, die er nie erfahren habe, und da Sinneserfahrung nicht durch Worte vermittelt werden könne, könne ich ihm auch durch noch so langes Einreden nicht die unvertraute Sinneserfahrung des Sprechens mit verminderter Spannung und ohne Gestotter vermitteln. Der einzige Weg, ihn zu überzeugen, daß er mit einem geringeren Maß an Muskelspannung sprechen könne, bestehe darin, ihm diese neue Erfahrung zu vermitteln.

Zu diesem Zweck ging ich nach dem gleichen Prinzip vor, das beim Golfspieler zur Anwendung gekommen war, der die Erfahrung machen sollte, den Ball im Auge behalten zu können. Dabei war mein Bestreben, dem Schüler zuerst die Erfahrung einer bewußten Steuerung eines neuen, besseren Gebrauchs seiner Mechanismen im allgemeinen und dann an zweiter Stelle die Erfahrung des *Aufrechterhaltens dieser bewußten Steuerung zu vermitteln, während er* auf die zweckmäßigste Art und Weise die für das Sprechen zuständigen Mechanismen *gebrauchte.*

Zu Beginn gab ich ihm

1. die Direktiven zur Verhinderung des falschen, gewohnten Gebrauchs seiner Mechanismen, der mit einer übertriebenen Anspannung der Muskeln verbunden war;
2. die Direktiven für die Anwendung der Primärkontrolle, die zu einem neuen und besseren Gebrauch führen und gleichzeitig die *richtige* Muskelanspannung vermitteln sollte.

Dann ließ ich ihn die Direktiven selber erteilen, während ich ihm mit meinen Händen die neuen Sinneserfahrungen des Gebrauchs vermittelte, die diesen Anweisungen entsprachen. Auf diese Weise sollte nach und nach die Zuverlässigkeit der Einschätzung seiner Sinneswahrnehmungen in bezug auf den Gebrauch seiner Mechanismen wiederhergestellt werden. Mit der Zeit sollte er damit ein Gefühl für die zum Sprechen geeignete Spannung erwerben und sie von der übertriebenen Anspannung, die zu seinem Stottern führte, unterscheiden lernen. Ich wiederholte dieses Verfahren so lange, bis er die neuen Sinneserfahrungen oft genug gemacht hatte, um ihm den Versuch erlauben zu können, seine neuen »Mittel-wodurch« für das Sprechen und das Bilden der für ihn besonders schwierigen Konsonanten und Wörter anzuwenden.

Es ist unmöglich, auf alle Einzelheiten und Variationen der

pädagogischen Kunst einzugehen, die zur Anwendung kamen, um meinem Schüler zum Erfolg zu verhelfen. Denn das Vorgehen eines Lehrers paßt sich natürlich im einzelnen den besonderen Schwierigkeiten und Ansprüchen jedes Schülers an. Doch wer sich unter meinen Lesern an die Schwierigkeiten erinnert, auf die ich stieß, als ich zum ersten Mal versuchte, die neuen »Mittel-wodurch« für mein Rezitieren zu verwenden, der wird sich von der Art der Schwierigkeit, gegen die mein Schüler und ich ständig ankämpfen mußten, ein Bild machen können, wenn ich sage, daß er ein typischer »Zielstreber« war.

Zu Beginn dieser neuen, gemeinsamen Arbeitsphase erinnerte ich ihn daran, daß er bisher in seinem Fortschritt durch die Gewohnheit, nach dem Ziel zu streben und es »richtig« machen zu wollen, behindert worden war. Ich warnte ihn, denn wenn es ihm nicht gelänge, diese Gewohnheit abzulegen, würde er geringe Aussichten haben, seine neuen »Mittel-wodurch« für seine Sprechschwierigkeiten verwenden zu können. Wenn er nämlich im entscheidenden Augenblick des Ansetzens zum Sprechen eines schwierigen Wortes immer noch direkt das Ziel anstrebte und das Wort so zu sagen versuchte, wie er es »als richtig empfand«, dann mußte er unweigerlich in seinen alten, gewohnten Gebrauch der Sprechmechanismen zurückfallen und demzufolge stottern.

Die Ereignisse zeigten, wie schwierig es für meinen Schüler war, aus dieser Warnung praktischen Nutzen zu ziehen. Ich bat ihn wiederholt und dringend, jedesmal, wenn ich ihm einen Laut oder ein Wort zum Aussprechen gab, seine altgewohnte Reaktion auf meine Aufforderung aufzugeben, indem er sich zunächst weigern, den Laut oder das Wort auszusprechen, und sich Zeit nehmen sollte, die neuen Direktiven für den ihm am zweckmäßigsten erscheinenden Gebrauch bewußt zu durchdenken und anzuwenden. Er stimmte mir bei; aber sobald ich ihn aufforderte, einen Laut oder ein Wort auszusprechen, gelang es ihm nicht, seine Reaktion auf den Reiz meiner Stimme zu unterdrücken. Er vergaß die neuen Direktiven, die er anwenden sollte, und versuchte statt dessen sofort, den Laut zu wiederholen, mit dem Ergebnis, daß er augenblicklich den alten Gewohnheiten seines Gebrauchs unterlag, um mit einer extremen Muskelanspannung, die er *als richtig empfand,* schlimmer denn je zu stottern.[24] Kurz, gerade der Wunsch, »es beim Anstreben seines Zieles richtig zu machen«, vereitelte sein Vorhaben.

Bei jedem Stotterer, den ich kennengelernt habe, ist diese Gewohnheit, zu rasch auf Reize zu reagieren, mit unzuverlässiger Sinneswahrnehmung, übermäßiger Muskelanspannung und fehlgeleiteter Energie verbunden. Aber im Falle dieses Schülers war die Gewohnheit, das Ziel direkt anzusteuern und dabei der trügerischen, gefühlsmäßig »richtigen Empfindung« zu trauen, eindeutig von seinen früheren Lehrern »kultiviert« worden (siehe Anmerkung 21).

Es scheint, daß das Prinzip der »Zielstreberei« allen Übungen zugrunde liegt, die von den Lehrern empfohlen werden, die mit orthodoxen oder unorthodoxen Methoden das Stottern als einen spezifischen Fehler behandeln. Als Beispiel werde ich die Übungen beschreiben, die meinem Schüler gegen seine besondere Schwierigkeit, mit T oder D beginnende Wörter auszusprechen, empfohlen worden waren.

Seine früheren Lehrer hatten erkannt, daß der Gebrauch seiner Zunge und seiner Lippen für das Aussprechen dieser Konsonanten unbefriedigend war. Um die Schwierigkeit zu überwinden, hatten sie ihn angewiesen, bestimmte Übungen auszuführen, die den Gebrauch dieser Körperteile für das Aussprechen von T oder D miteinbezogen. Nun konnte aber diese Art vorzugehen das Übel nur verschlimmern. Denn allein die Vorstellung, versuchen zu müssen, T oder D zu sagen, mußte auf den Schüler als Antrieb wirken, den gewohnten Gebrauch seiner selbst einzusetzen, der mit dem falschen Gebrauch von Zunge und Lippen zusammenhing. Solange der falsche, gewohnte Gebrauch unverändert blieb, blieb auch dieser Zusammenhang unverändert, und er hatte geringe Aussichten, sich diesem Antrieb zu entziehen. Sollte er unter diesen Umständen als Abhilfe gegen sein Stottern das Aussprechen von T und D üben, bedeutete das nur, ihm einen neuen Antrieb zum Stottern zu geben.

Dies bestätigten mir meine Beobachtungen, als er mir zeigte, wie er diese Übungen ausgeführt hatte. Ich schaute genau zu: Sobald er zu üben begann, verspannte er sich plötzlich im ganzen Körper, verspannte die Muskeln der Lippen, Wangen und Zunge immer mehr und versuchte, T oder D zu sagen, bevor seine Zunge die geeignete Stellung dazu eingenommen hatte. Dieser Versuch mußte mißlingen, wie der Versuch eines Autofahrers mißlingen würde, der den Gang wechseln will, bevor die Kupplung ihre Arbeit getan und er das Getriebe in die Stellung gebracht hat, in der es ineinandergreifen kann. Es war offensichtlich, daß er beim Üben bisher immer versucht hatte, sein Ziel zu erreichen, ohne über die Mittel zu verfügen, mit denen dieses Ziel vorteilhaft verwirklicht werden konnte; und die Tatsache, daß die meisten Versuche erfolglos geblieben waren, hatte sein Selbstvertrauen untergraben, was die Schwierigkeit, mit seiner Gewohnheit der »Zielstreberei« zu brechen, nur noch vergrößerte.

Soweit sie mir bekannt sind, beruhen alle Methoden zur »Heilung« des Stotterns, wenn sie sich auch in Einzelheiten voneinander unterscheiden, auf dem gleichen Prinzip der »Zielstreberei«. Der Ratgeber wird ein oder mehrere Symptome als Ursache für das Stottern seines Schülers herausgreifen und spezifisch orientierte Anweisungen oder Übungen geben, die dem Schüler helfen sollen.

Es ist mir bewußt, daß es sich als möglich erwiesen hat, Menschen mit solchen Methoden vom Stottern zu befreien; aber ich möchte die übliche Annahme in Frage stellen, daß eine echte »Heilung« stattgefunden habe, nur weil das Stottern verschwunden ist. Denn in den Fällen, in denen man behauptet, das Stottern sei »geheilt« worden, beobachtet man für gewöhnlich etwas eigentümlich Zögerndes in der Sprechweise; und die Betroffenen scheinen nicht im geringsten darüber beunruhigt zu sein, daß der schädliche Zustand von übermäßiger Muskelanspannung, von Fehlsteuerung der Energie und von Unzuverlässigkeit der Einschätzung ihrer Sinneswahrnehmungen, in dem sie sich zu Beginn des »Heilverfahrens« befunden hatten, immer noch deutlich erkennbar ist, nachdem eine vermeintlich erfolgreiche »Heilung« abgeschlossen wurde.

Keine »Heil«-Methode kann als erfolgreich oder wissenschaftlich gelten, wenn beim Beseitigen von bestimmten einzelnen Symptomen andere unvermindert fortbestehen und neue unerwünschte auftreten.[25] Wendet man diesen Test auf einen Stotterer an, der durch solche Methoden »geheilt« worden ist, findet man allzuoft, daß die ursprünglichen Fehler – die übermäßige muskuläre Anspannung, die Fehlsteuerung der Energie und die Unzuverlässigkeit der Einschätzung der Sinneswahrnehmungen – sich im Verlaufe der »Heilung« verschärft haben.[26]

Ich gebe zu, daß diese Fehler nicht unbedingt zu einem erneuten Auftreten des Stotterns führen müssen; aber auch so führen sie mit großer Wahrscheinlichkeit zur Weiterentwicklung anderer, unerwünschter Symptome, die ständig übersehen werden. Dies ist ausnahmslos der Fall, wenn Defekte und Krankheiten durch spezifisch ausgerichtete Methoden »geheilt« werden, und es erklärt, warum trotz der ungeheuren Anzahl von verzeichneten »Heilungen« die Störungen im menschlichen Organismus anscheinend zunehmen und nach immer neuen »Heilverfahren« rufen.

Es ist wichtig zu bedenken, daß beim Gebrauch aller Teile des Organismus ein Arbeitsgleichgewicht besteht und daß aus diesem Grunde der Gebrauch eines einzelnen oder mehrerer Teile für eine Aktivität den Gebrauch der anderen Teile beeinflussen kann und umgekehrt. Bei instinktiver Steuerung wird dieses Arbeitsgleichgewicht zur Gewohnheit und als »richtig« empfunden; die Stelle, an der man den Einfluß des Gebrauchs irgendeines Teiles spürt, wird wechseln, und der Einfluß des einzelnen Gebrauchs wird größer oder geringer, der Art des Reizes entsprechend, den die angestrebte Tätigkeit ausübt. Wenn ein Fehler im Gebrauch eines Teiles erkannt worden ist und man versucht, diesen Fehler zu beheben, indem man den Gebrauch des Teiles verändert, ohne gleichzeitig eine entsprechende Veränderung im Gebrauch der anderen Teile vorzunehmen, dann wird das gewohnte Arbeitsgleichgewicht im Gebrauch des Ganzen gestört. Wer bestrebt ist, den Gebrauch eines besonderen Teiles zu verändern, muß deshalb wissen, was notwendig ist, um gleichzeitig eine entsprechende Veränderung im Gebrauch der anderen Teile zu bewirken, so daß ein befriedigendes Arbeitsgleichgewicht entsteht, das den neuen Gebrauch vervollständigt, den er an einer bestimmten Stelle erreichen will. Andernfalls wird unweigerlich eine von folgenden zwei Möglichkeiten auftreten:

1. Entweder übt der Wunsch, das Ziel mittels des alten Gebrauchs im gewohnten Arbeitsgleichgewicht zu erreichen, das man als »richtig empfindet«, einen so starken Reiz aus, daß er über den Wunsch siegt, sich einen neuen und besseren Gebrauch eines bestimmten Teiles zu kultivieren, der mit einem unvertrauten und als »falsch« empfundenen Arbeitsgleichgewicht verknüpft ist; oder
2. wenn die Veränderung im Gebrauch eines Teiles trotz der hindernden Bedingungen im Gebrauch der anderen Teile vollzogen wird (wie dies bei jeder spezifischen Behandlungsmethode geschieht, die auf die Korrektur eines Defekts in einem Teil ausgerichtet ist), wird die Zusammenarbeit jenes Teiles mit allen anderen Teilen so sehr aus dem Gleichgewicht gebracht, daß der Gebrauch der anderen Teile ihrerseits nachteilig beeinflußt wird und neue Fehler im Gebrauch dieser anderen Teile entwikkelt werden.

Nachdem mir mein Schüler jene ihm aufgetragenen Übungen vorgeführt hatte, erklärte ich ihm, daß er bei der Ausführung dem alten, falschen allgemeinen Gebrauch seiner selbst verfallen sei und dabei die falschen Gewohnheiten im Gebrauch seiner Zunge und Lippen, die ihn stottern machten, geradezu *kultiviert* habe. Ich wies ihn noch einmal mit Nachdruck darauf hin: Wollte er jemals zuversichtlich T und D und Wörter, die diese Konsonanten enthalten, ohne zu stottern aussprechen lernen, *so müsse er sich weigern, auf jeglichen aus ihm selbst oder von außen kommenden Reiz, D oder T zu sagen, zu reagieren.* Anders gesagt: Er müsse jedesmal, wenn es ihm einfiel, T oder D zu sagen, seinen Wunsch, es korrekt zu sagen, unterdrücken, bis er gelernt habe, wie er seine Zunge und seine Lippen zu gebrauchen habe, um T oder D ohne Stottern zu sagen, und er fähig sein würde, die nötigen Direktiven für diesen neuen Gebrauch seiner Zunge und Lippen in die Praxis umzusetzen, *während er fortfahre, die Direktiven für die Primärkontrolle des neuen und verbesserten allgemeinen Gebrauchs seiner selbst wirksam zu erteilen.*

Er verstand meine Begründungen, aber seine Bemühungen um Zusammenarbeit mit mir blieben einige Zeit mehr oder minder erfolglos. Wieder und wieder brachte ich ihn soweit, daß der Gebrauch seiner Zunge und Lippen in Verbindung mit seinem allgemeinen Gebrauch derart war, daß ich wußte, er konnte ein T oder D ohne die übermäßige Muskelanspannung, die ihn stottern machte, aussprechen; doch wenn ich ihn aufforderte, einen der Laute zu wiederholen, geschah folgendes:

1. Entweder er vergaß, seine alte Reaktion zu unterbinden, kehrte zurück zu den alten Zuständen seines Gebrauchs und spannte sich soweit an, bis er das *Gefühl* hatte, T oder D sagen zu können, versuchte es auf diese Art zu sagen und stotterte; oder
2. er dachte daran, seine alte Reaktion zu verhindern und die neuen »Mittel-wodurch« anzuwenden, um T oder D ohne Stottern zu sagen, aber er machte keinen Versuch, den Laut zu wiederholen.

In beiden Fällen war der Beweggrund der gleiche. Er verband den Akt des Sprechens und insbesondere das Bilden der für ihn schwierigen Konsonanten mit einem bestimmten Maß an Muskelanspannung, und wie ich bereits gezeigt habe, war er dahin gelangt, zu glauben, daß es ihm unmöglich sei, zu sprechen, bevor er dieses übertriebene Maß an Spannung *empfand.* Dies erklärt, warum er keinen Versuch machte zu sprechen, solange er nicht die vertraute, jedoch übermäßige Spannung, die ihn stottern machte, willentlich herbeigeführt hatte. Auf diese Weise erneuerte er ganz einfach die alten Sinneserfahrungen von übertriebener Muskelanspannung, die bereits mit seinem gewohnten Gebrauch sowie mit seiner Gewohnheit, beim Erreichen eines Zieles das *Empfinden von Richtigkeit* haben zu wollen, verbunden war.

Um dieser Schwierigkeit beizukommen, erachtete ich es als wesentlich, meinem Schüler Tag für Tag die Erfahrung zu vermitteln, beim Eintreffen eines Reizes, ein Ziel anzustreben, diesen zur Kenntnis zu nehmen und sich gleichzeitig zu weigern, dieses Ziel anzustreben. Denn diese Weigerung bedeutete, daß er auf einen Schlag sämtliche falschen Gewohnheiten des Gebrauchs unterband, die mit seiner gewohnten Art zusammenhingen, sein Ziel zu erreichen (siehe S. 40ff. und S. 70f.). Im gleichen Maße, in dem es ihm gelang, seine unmittelbare Reaktion auf irgendeinen Reiz zu unterbinden, wurde er fähig, seinen Drang abzuwehren, seine Ziele auf die Art, die er als richtig empfand, zu erreichen; und *solange er mit diesem Unterbinden fortfuhr,* hatte ich meinerseits die Möglichkeit, für ihn die neuen Sinneserfahrungen solange zu wiederholen, bis sie ihm vertraut waren; die Sinneswahrnehmungen, die mit einem besseren allgemeinen Gebrauch seiner Mechanismen verknüpft waren, inbegriffen den richtigen Gebrauch von Zunge und Lippen. Indem er wiederholt auf diese Art mit mir zusammenarbeitete, eignete er sich schrittweise genügend Erfahrung in der Steuerung dieses neuen Gebrauchs an, um ihn als »Mittel-wodurch« für das Aussprechen der Konsonanten, die ihm besondere Schwierigkeiten verursacht hatten, erfolgreich anwenden zu können.

Viel wichtiger war jedoch, daß mein Schüler im Laufe dieser Entwicklung gelernt hatte, seine unmittelbare, instinktive Reaktion auf irgendeinen Reiz, zu »tun«, zu unterbinden, und so imstande war, der Fehlsteuerung seines Gebrauchs und der damit verbundenen übermäßigen Muskelanspannung vorzubeugen, die das Merkmal all seiner Reaktionen auf Reize gewesen waren und die ihn nicht nur beim Sprechen, sondern bei all seinen sowohl »physischen« als auch »psychischen« Tätigkeiten behindert hatten: Wenn er nun dieses Prinzip auf seine Aktivitäten in anderen Gebieten anwenden wollte, hatte er ein Mittel zur Verfügung, die Natur seiner Reaktionen auf Reize zu steuern – das heißt, sich ein Kontrolle über sogenanntes »bewußtes Verhalten« anzueignen.[27]

Bestimmte Merkmale, die wir im Falle dieses Schülers betrachtet haben, findet man bei praktisch allen Schülern.

Während der ersten Zeit des Unterrichts, wenn der Gebrauch seiner Mechanismen noch unbefriedigend ist, habe ich ständig erlebt, daß es dem Schüler nicht gelingt, die alte, instinktive Steuerung seines Gebrauchs zu unterbinden, mit dem Ergebnis, daß seine Direktiven für den neuen Gebrauch wirkungslos bleiben. Bevor ich auch nur die Möglichkeit habe, ihm zu helfen, handelt er, um sein Ziel zu erreichen, entsprechend seinem gewohnten falschen Gebrauch, und es ist unter diesen Umständen praktisch unmöglich, ihn davon abzuhalten, sein Ziel auf diese Art anzustreben.

Auf der anderen Seite habe ich folgende Erfahrung gemacht: Wenn er in einer späteren Phase des Unterrichts gelernt hat, die instinktive Steuerung seines Gebrauchs zu verhindern und sich die Direktiven für den neuen Gebrauch auswirken können, so daß es mir möglich ist, ihm die entsprechenden Sinneserfahrungen zu vermitteln, dann macht er überhaupt keinen Versuch, sein Ziel zu erreichen, obwohl er nun die bestmöglichen Voraussetzungen dazu hätte. Er kann nicht glauben, daß das Ziel mit diesen besseren Voraussetzungen erreicht werden kann; sie sind »gefühlsmäßig so falsch«, wie er erklärt, daß er sich instinktiv weigert, sie zu benutzen.

Wenn diese Schwierigkeit aufkommt, ist es notwendig, daß ich ihm die konkrete Erfahrung der Verwirklichung seines Zieles mit dem, was für ihn ein gefühlsmäßig falscher Gebrauch seiner Mechanismen ist, vermittle. Sobald mir dies gelungen ist, bemerkt er unfehlbar, wieviel leichter die neue Art im Vergleich zur alten ist und wieviel weniger Anstrengung sie erfordert. Doch trotz dieser Erkenntnis muß die konkrete Erfahrung, wie er sein Ziel auf diese neue Art erreichen kann, wieder und wieder von ihm gemacht werden, bevor er den neuen, besseren Gebrauch »gefühlsmäßig als richtig empfindet« und bis er das notwendige Vertrauen besitzt, ihn anzuwenden.

Aus allem bisher Gesagten ergibt sich die folgende Lehre: Weil die uns eigene Art, auf Reize zu reagieren, unserer vertrauten, gewohnten Art des Gebrauchs entspricht, ist der Antrieb, irgendein gegebenes Ziel zu erreichen, unentwirrbar mit diesem vertrauten Gebrauch verbunden. Dies erklärt, warum ein Schüler, dessen vertrauter Gebrauch so verändert worden ist, daß er für ihn fremd und daher nicht mehr mit seiner gewohnten Reaktionsweise verknüpft ist, nur einen geringen oder gar keinen Antrieb hat, das gegebene Ziel zu erreichen. Solange die Voraussetzungen für den Gebrauch und das mit ihnen verbundene Empfinden falsch sind, scheint der Antrieb, ein gegebenes Ziel mit dem vertrauten, falschen Gebrauch zu erreichen, fast unwiderstehlich zu sein; doch wenn diese Voraussetzungen in die bestmöglichen zur Verwirklichung des Zieles umgewandelt worden sind, scheint praktisch kein Antrieb dazusein, es zu erreichen.

Dies kann nicht überraschen. Denn wenn ein Mensch seine Sinneswahrnehmungen fehlerhaft einschätzt und sich sein Glaube in bezug auf das, was er tun oder nicht tun kann, auf das stützt, was er fühlt, bedeutet das Erreichen eines Ziels mittels eines ihm unvertrauten Gebrauches einen Sprung ins Dunkle. Sogar wenn ich einem Schüler erklärt habe, warum in seinem Falle diese Schwierigkeit entstanden ist, und er »verstandesmäßig« den Grund dafür erfaßt hat, braucht er meistens viel Ermutigung und praktischen Beistand, damit ihm das Erlebnis möglich wird, ein gegebenes Ziel mit einem Gebrauch zu erreichen, der ihm neu und unvertraut ist. Wenn dies jedoch einmal für ihn getan worden ist, wird er sich einer neuen Erfahrung bewußt, die er zu wiederholen wünscht; und die Wiederholung dieser Erfahrung überzeugt ihn mit der Zeit, daß sein bisheriger Glaube und sein bisheriges Urteil in diesem Zusammenhang falsch waren. Als Ergebnis entwickelt sich in ihm langsam ein Antrieb, den neuen Gebrauch anzuwenden. Letztlich wird dieser Antrieb stärker als der, den alten Gebrauch anzuwenden, denn seine Entwicklung ist die Folge eines wohlüberlegten Verfahrens, das er, wie er feststellt, mit einer nie zuvor gekannten Zuverlässigkeit lenken und beherrschen kann.

Eine der bemerkenswertesten Eigenschaften des Menschen ist seine Fähigkeit, sich an fast alle Lebensbedingungen zu gewöhnen, seien es gute oder schlechte innerhalb oder außerhalb seiner selbst; und sobald er sich an diese Lebensbedingungen gewöhnt hat, erscheinen sie ihm sowohl richtig als auch natürlich. Diese Fähigkeit ist ein Segen, wenn sie ihm ermöglicht, sich einem wünschenswerten Zustand anzupassen, aber sie kann andererseits, wenn der Zustand nicht wünschenswert ist, eine große Gefahr darstellen. Wenn die Einschätzung seiner Sinneswahrnehmungen unzuverlässig ist, ist es möglich, daß er sich an einen ernstlich schädigenden Zustand des falschen Gebrauchs seiner selbst so sehr gewöhnt, daß er diesen üblen Zustand als richtig und angenehm empfindet.

Die Unterrichtserfahrung hat mir gezeigt, daß der Zustand eines Schülers, je schlimmer er ist und je länger er bestanden hat, als umso vertrauter und richtiger empfunden wird, und daß es umso mühevoller ist, den Schüler zu lehren, diesen fehlerhaften Zustand zu überwinden, wie sehr er dies auch wünschen mag. Mit anderen Worten, seine Fähigkeit, einen neuen und befriedigenden Gebrauch seiner selbst zu erlernen, steht in der Regel in umgekehrtem Verhältnis zu dem Grade des in seinem Organismus vorliegenden falschen Gebrauchs und der Dauer des Bestehens dieser schädlichen Bedingungen.

Jeder, der sich einen Arbeitsplan macht, um den Gebrauch und das Funktionieren der Mechanismen des gesamten Organismus zu verbessern und damit Fehler, Eigenheiten und schlechte Gewohnheiten zu überwinden, muß diese Tatsache verstehen und ihr in der praktischen Anwendung Rechnung tragen.

In einer der letzten Stunden fragte mich mein Schüler, warum es soviel schwieriger sei, die Gewohnheit des Stotterns zu überwinden als die des übermäßigen Rauchens. Er fügte hinzu, er sei früher einmal ein starker Raucher gewesen, aber habe beschlossen, diese Gewohnheit aufzugeben, als er bemerkte, daß er davon zu abhängig wurde. Zuerst hatte er es mit dem Vorsatz versucht, die Tagesration an Zigaretten zu reduzieren, aber als er gesehen hatte, daß er sich nicht an die sich selbst auferlegte Einschränkung halten konnte, hatte er erkannt, die einzige Möglichkeit für ihn, mit seiner Gewohnheit zu brechen, sei, das Rauchen ganz und auf einmal aufzugeben. Er hatte diesen Entschluß in die Praxis umgesetzt und war so Nichtraucher geworden. Nun wollte er von mir wissen, warum seine Anstrengungen, das Stottern zu überwinden, nicht gleichermaßen zum Erfolg geführt hatten.

Ich wies ihn darauf hin, daß seine beiden Gewohnheiten sehr unterschiedliche Probleme darstellten.

Der Raucher kann sich des Rauchens enthalten, ohne die notwendigen Tätigkeiten seines Alltags zu unterbrechen. Da die Versuchung, übermäßig viel zu rauchen, daher kommt (wie jeder Kettenraucher weiß), daß jede gerauchte Pfeife, Zigarre oder Zigarette als Reiz wirkt, noch eine zu rauchen, bricht man jedes Mal, wenn man sich des Rauchens enthält, ein Glied in der Kette.

Der Stotterer hingegen kann nicht auf das Sprechen verzichten, weil der tägliche Umgang mit seinen Mitmenschen davon abhängt. Daher ist er jedesmal, wenn er spricht, der Versuchung ausgesetzt, seine Stimmorgane, Zunge und Lippen entsprechend seiner vertrauten, falschen Gewohnheit zu gebrauchen und auf diese Weise zu stottern. Dem Reiz des Sprechens kann er nicht ausweichen. Ein Raucher aber kann dem Reiz des Rauchens widerstehen. Darum erfordert die Gewohnheit des Stotterns eine viel grundlegendere Form von Kontrolle.

Eine zufriedenstellende Beherrschung des Sprechaktes verlangt einen zufriedenstellenden Zustand des allgemeinen Gebrauchs der Mechanismen, da der gute Gebrauch von Zunge und Lippen und das notwendige Maß an Kontrolle über Atem- und Stimmorgane von diesem guten allgemeinen Gebrauch abhängen. Der schlechte allgemeine Gebrauch der Mechanismen, den, wie wir gesehen haben, jeder Stotterer aufweist, stellt daher ein gewaltiges Hindernis auf dem Wege der Überwindung seiner Gewohnheit dar.

Für den Raucher präsentiert sich die Situation ganz anders. Der Akt des Rauchens erfordert nämlich keinen so hohen Stand an gutem Gebrauch der Mechanismen, und auch wenn der allgemeine Zustand des Gebrauchs wie bei meinem Schüler schlecht ist, liegt darin für die Überwindung dieser besonderen Gewohnheit noch keine große Schwierigkeit.

Noch etwas anderes spielt eine Rolle. Die Gewohnheit, die der Raucher zu überwinden sucht, hat er sich selber für die Befriedigung von Bedürfnissen angeeignet. Der Stotterer hingegen hat es mit einer Gewohnheit zu tun, die nicht zur Befriedigung von Bedürfnissen entstanden ist, sondern die sich nach und nach zum Bestandteil des Gebrauchs seiner Mechanismen entwickelt hat, den er in seinem Alltag für alle Tätigkeiten anwendet. Dies erklärt, warum die Gewohnheit des Rauchens verhältnismäßig oberflächlich ist und entsprechend leichter abgelegt werden kann. Deshalb war es meinem Schüler möglich, mit seinem Raucherproblem *allein* fertig zu werden, während er seine Gewohnheit zu stottern nur mit Hilfe eines Lehrers überwinden konnte, der ihm die Mittel an die Hand zu geben wußte, durch die er *selbst* befähigt wurde, über den zufriedenstellenden allgemeinen Gebrauch seiner Mechanismen zu verfügen, der auch den für Zunge und Lippen für den Akt des Sprechens miteinschließt.

Ich möchte hier ausdrücklich betonen, daß der Vorgang, Defekte wie das Stottern durch derartige Mittel auszumerzen, hohe Anforderungen an Zeit, Geduld und Geschicklichkeit sowohl des Lehrers als auch des Schülers stellt. Denn es müssen folgende Voraussetzungen gewährleistet sein:

1. Das Unterbinden der instinktiven Steuerung der Energie, die mit den vertrauten Sinneserfahrungen des falschen, gewohnten Gebrauchs verknüpft ist, und
2. als Ersatz dafür der Aufbau einer bewußten Steuerung der Energie durch das Wiederholen unvertrauter Sinneserfahrungen, die mit einem neuen und guten Gebrauch verknüpft sind.

Diese Art des Vorgehens, bei welcher Energie aus gewohnten Bahnen in neue, ungewohnte, als Mittel zur Veränderung der Art, auf Reize zu reagieren, gelenkt wird, setzt notwendigerweise sowohl beim Lehrer als auch beim Schüler eine immer weiter zunehmende Geschicklichkeit im »Übergehen vom Bekannten zum Unbekannten« voraus;[28] es stellt somit ein Vorgehen dar, das dem Prinzip genau entspricht, das jedem menschlichen Wachstum und jeder natürlichen Entwicklung zugrunde liegt.

Nachdem ich dieses Kapitel geschrieben hatte, erhielt ich einen Brief von diesem Schüler. Mit seiner Erlaubnis zitiere ich daraus die folgenden Ausschnitte, da sie im Zusammenhang mit der Entwicklung seiner Fähigkeit, eine Besserung im Gebrauch sinnlich wahrzunehmen, interessant sind:

Ich hoffe, daß Sie aus meinem langen Schweigen nicht geschlossen haben, mein Interesse an Ihnen oder an Ihrer Arbeit habe abgenommen. Das Gegenteil ist der Fall. Ich bin an kaum etwas anderem interessiert... Ich schaue sehr zuversichtlich der Möglichkeit entgegen, wieder einen beträchtlichen Fortschritt erzielen zu können, wenn ich dieses Jahr komme. Ich glaube ziemlich optimistisch, daß ich fast reif für richtig neue Erfahrungen bin... Ich habe nun einen Punkt erreicht, wo ich, wenn ich empfinde, daß mein Rücken arbeitet, auch fühle, wie sich meine Kiefer entspannen. Ich glaube, daß ich meine Kiefermuskulatur tatsächlich dazu gebraucht habe, mich aufrecht zu halten! Ich beginne einzusehen, wie wenig ich in Wahrheit Zunge und Lippen beim Sprechen gebraucht habe; will sagen: Ich habe sie fast überhaupt nicht gebraucht. Es ist diese Verbesserung in der Einschätzung meiner Sinneswahrnehmungen, die mir für die Zukunft solche Hoffnung gibt.

5. Diagnose und medizinische Schulung

Seit vielen Jahren schicken mir Ärzte ihre Patienten, weil sie wissen, daß ich Erfahrung in der Untersuchung der Voraussetzungen für den Gebrauch des Selbst habe und den Einfluß dieser Voraussetzungen auf das jeweilige »Funktionieren« beurteilen kann. Ich möchte sogleich betonen, daß ich diese Fälle nicht als Patienten, sondern als Schüler betrachte, insofern, als mich Krankheiten oder Fehler außer in ihrem Zusammenhang mit schädlichen Voraussetzungen für Gebrauch und Funktionieren nicht interessieren. Bevor sie zu mir kamen, sind manche Fälle diagnostiziert und wegen aller möglichen verschiedenen Krankheiten und Beschwerden behandelt worden, wie Angina Pectoris, Epilepsie, Bewegungsstörungen, rheumatische Arthritis, Ischias, Kinderlähmung, Asthma, Nervenentzündung, sogenannter nervöser und psychischer Störungen, Konstipation, Stimm- und Halsbeschwerden, Plattfüße und Stottern. Bei der Untersuchung jedes dieser Fälle habe ich ein unbefriedigendes Funktionieren festgestellt, das mit einem schädlichen Gebrauch der psycho-physischen Mechanismen verbunden ist.

In anderen Fällen haben die Ärzte keine Ursache oder Erklärung für die Symptome des Patienten finden können. Es sind Symptome sogenannter psychischer oder geistiger Störungen, wie Zerstreutheit, Depression, Müdigkeit, unzuverlässiges Gedächtnis, Unfähigkeit, bei der Sache zu bleiben, übertriebene Reizbarkeit, allgemein verminderte Leistungsfähigkeit und, in anderen Fällen, Symptome von deutlicher erkennbarem »physischem« Charakter, wie Schlaflosigkeit, Verdauungsschwäche, Unterernährung, schlechte Blutzirkulation und Frostbeulen. Auch bei der Prüfung solcher Fälle habe ich immer schlechte Voraussetzungen für den Gebrauch des Selbst festgestellt, die unerkannt geblieben sind und beim Patienten das allgemeine Funktionieren graduell vermindert haben.[29]

Ferner habe ich festgestellt, daß man sich in allen Fällen, in denen ich schlechte Voraussetzungen für den Gebrauch zusammen mit schlechtem Funktionieren gefunden habe, auf die Einschätzung der Sinneswahrnehmungen (d. h. die Kenntnis von der Art, uns selbst zu gebrauchen, die wir durch unsere Sinnes-Mechanismen erhalten) nicht verlassen darf. Denn die Steuerung des Gebrauchs mittels der Sinne bei jeder Aktivität ist fehlerhaft und zeigt sich in schlechten Gewohnheiten im täglichen Leben wie beim Gehen, Sitzen, Stehen, Essen, Sprechen, Spielen, Denken, Überlegen usw.

Durch die Erfahrung, die ich mit all diesen Fällen gewonnen habe, ist mir klargeworden, wie eng die Beziehung zwischen der Art des Gebrauchs der Mechanismen und dem Grad des Funktionierens ist. Wo ich nämlich unbefriedigenden Gebrauch der Mechanismen angetroffen habe, hat die damit verbundene Funktionsstörung Störungen des Atmungs- und Kreislaufsystems, Absenkung der Eingeweide, Unterfunktion verschiedener Organe zusammen mit übertriebenem und falschem Druck, Verkrampfungen, Steifheit im ganzen Organismus mit sich gebracht. Alles Dinge, die gegenüber Krankheiten die Widerstandskraft herabsetzen.

Auf der anderen Seite habe ich gesehen, daß in den Fällen, in denen schon vorher die Erkrankung eines Organs oder eines Systems diagnostiziert worden ist, ein fehlerhaftes Funktionieren vorliegt, das immer mit einer unbefriedigenden Art des Gebrauchs des gesamten Organismus verbunden war.

Dies will heißen, daß eine unbefriedigende Art des Gebrauchs das allgemeine Funktionieren beeinträchtigt und damit eine Bereitschaft zu Störungen und Krankheiten darstellt. Es lassen also alle, die eine Diagnose stellen und eine Behandlung verschreiben, ohne den schlechten Gebrauch des Selbst als Möglichkeit in Betracht zu ziehen, eine Ursache für die Bereitschaft zu Störungen und Krankheiten unberührt.

Aus diesem Grunde möchte ich folgende Behauptungen aufstellen:

1. Keine Diagnose eines Falles kann sich vollständig nennen, wenn der beratende Arzt außer der unmittelbaren Ursache

des Übels (wie z. B. einem Virus) nicht auch der Beeinträchtigung des Funktionierens Beachtung schenkt. Dies ist immer mit *gewohnheitsmäßigem,* falschem Gebrauch der Mechanismen verbunden und trägt dazu bei, die Widerstandskraft des Patienten so weit herabzusetzen, bis der Virus die Oberhand bekommt.

2. Da der medizinische Lehrplan keine Ausbildung im Wissen vorsieht, wie der Gebrauch der menschlichen Mechanismen gesteuert werden kann, bringt der Arzt für seine Diagnose kein Verständnis des »Gebrauchs« im von mir definierten Sinne mit. So kann er den inneren Zusammenhang zwischen Fehlsteuerung des Gebrauchs und jenem ungenügenden Grad des Funktionierens, der bei einer Krankheit immer anzutreffen ist, nicht erkennen. Alle seine Schlußfolgerungen beruhen daher auf unvollständigen Voraussetzungen, und der Wert seiner Arbeit ist sowohl auf dem Gebiet der Vorbeugung als auch der Heilung beschränkt.
3. Es ist wesentlich für die persönliche Ausrüstung des Arztes, daß er lernt, wie er seine eigenen Mechanismen zufriedenstellend steuern kann. Dadurch würde er sich ein Wissen aneignen, mit dem er die Art des Gebrauchs des Patienten beurteilen, eine eventuelle Fehlsteuerung entdecken und deren Zusammenhang mit den etwa vorhandenen Symptomen schlechten Funktionierens bestimmen könnte.

Zur Unterstützung dieser Behauptungen will ich die allgemein übliche Durchführung von Tests zum Zweck der Diagnose als Beispiel bringen. Ich wähle die »Tests«, weil das Ergebnis eines jeden Tests, der den Zustand eines Patienten zeigt, unweigerlich durch die Art, wie der Patient seine Mechanismen zu gebrauchen pflegt, graduell beeinflußt wird. Wenn diesem Einfluß infolgedessen nicht Rechnung getragen wird, kann jede Diagnose, die sich auf den Test stützt, nur unvollständig ausfallen.

Um dies zu beweisen, brauchen wir nur das Funktionieren einer Person zu testen, die gewisse unbefriedigende Voraussetzungen für den Gebrauch aufweist, und denselben Test noch einmal durchzuführen, nachdem die Voraussetzungen für den

Gebrauch verbessert worden sind: das Ergebnis des zweiten Tests wird von demjenigen des ersten abweichen. In der Mehrzahl der Fälle wird sogar ein sehr deutlicher Unterschied zwischen den beiden festzustellen sein.

Hierzu fällt mir ein praktisches Beispiel ein. Ich wurde einmal von einem Spezialisten zur Beratung eines Falles hinzugezogen, und als ich ins Konsultationszimmer trat, untersuchte er gerade mit einem Stethoskop Brust und Lungen des Patienten. Mir war sofort klar, daß es sich hier um einen der schlimmsten Fälle von falschem Gebrauch handelte, den ich je gesehen hatte: mit dem damit verbundenen Zusammenziehen und der Unbeweglichkeit des Brustkorbes, dem hinabgedrückten Kehlkopf, der Tendenz, bei den alltäglichen Handlungen den Atem anzuhalten und der schlechten krummen Haltung. Seine Art des Gebrauchs behinderte den Atmungsvorgang, den Kreislauf und die Herztätigkeit und beeinflußte auf schädliche Weise sogar Pulsschlag und Blutdruck. Als der Spezialist mit seiner Untersuchung fertig war, forderte er mich auf zu horchen, so daß ich ein Bild von den Atmungsschwierigkeiten des Patienten aus dem medizinischen Gesichtswinkel bekommen konnte. Nachdem wir uns gemeinsam vom Ergebnis überzeugt hatten, wies ich auf die Symptome schlechten Gebrauchs hin, die ich beobachtet hatte, und schlug ihm vor, mir zu erlauben, im Patienten eine nur kleine Veränderung in den Voraussetzungen für seinen Gebrauch zu bewirken. Der selbe Test sollte daraufhin wiederholt werden, während ich dafür sorgte, daß im Patienten der neue Zustand aufrechterhalten blieb. Das Stethoskop würde nämlich ein vollkommen anderes Resultat angeben. Er war einverstanden, und ich bewirkte gewisse Veränderungen[30], sorgte für deren Beibehaltung während der zweiten Untersuchung, und der Spezialist konnte mit dem Stethoskop feststellen, daß ich richtig vorausgesagt hatte. Daraufhin wies er mir den Patienten zu, mit letztlich befriedigendem Resultat.

Ich will noch weiter gehen und zu zeigen versuchen, daß die Möglichkeiten des Arztes beschränkt sind, auf dem Gebiet des Vorbeugens noch mehr als auf demjenigen des »Heilens«, denn er sieht den Einfluß eines zufriedenstellenden Gebrauchs auf das Erhalten eines guten Grades allgemeinen Funktionierens nicht. Wenn er seine Diagnose stellt, ist er deshalb nicht im Besitze der Kenntnisse, die ihm bei jedem untersuchten Falle erlauben würden, zwischen guten und schlechten Voraussetzungen für den Gebrauch zu unterscheiden.

Nehmen wir den Fall eines Kindes an, das von den Eltern aus rein vorbeugender Maßnahme zum Arzt geführt wird. Das Kind zeigt keine Anzeichen von Krankheit, aber die Eltern wollen sicher sein, daß es keine schädlichen Neigungen hat, die später zu irgendeiner Erkrankung oder einem Mangel führen könnten, wenn sie ungebremst ihrer Entwicklung überlassen werden. Der Arzt untersucht das Kind und findet keine Symptome oder Neigungen, die seiner Meinung nach beachtet oder behandelt werden sollten. Er stellt daher dem Kind ein makelloses Gesundheitszeugnis aus. Um dieses Urteil richtig zu bewerten, müssen wir wieder bedenken, daß der Werdegang eines Arztes keine Schulung einschließt, die ihn befähigen würde, für seine alltäglichen Tätigkeiten einen zufriedenstellenden Gebrauch seiner selbst anzuwenden oder dies seine Patienten zu lehren. Es ist daher nicht unvernünftig, anzunehmen, daß der Arzt unseres Beispiels nicht sieht, wenn er das Kind untersucht, welche schlechte Voraussetzungen für den Gebrauch vorliegen; und lägen welche vor, würde er sie nicht erkennen oder ihren Einfluß auf das Funktionieren nicht zu bewerten wissen. Man kann nicht von ihm erwarten, daß er auf etwas achtet, das ein noch so wichtiger Faktor für die Entwicklung von Krankheiten und Störungen sein könnte, wenn er sich dessen Existenz nicht einmal bewußt ist. Infolgedessen kann man nicht sagen, seine Untersuchung des allgemeinen Zustandes des Kindes sei vollständig. Es kann nämlich sein, daß er dem Kind vollkommene Gesundheit bezeugt und dabei Voraussetzungen für den Gebrauch in ihm übersehen hat, die mit der Zeit beim Kind das Funktionieren und die Widerstandskraft gegenüber Krankheiten graduell herabsetzen, wenn man ihnen erlaubt, sich weiterzuentwickeln.

Als Beispiel einer Diagnose, die auf der Erkenntnis des engen Zusammenhangs zwischen Gebrauch und Funktionieren beruht, will ich folgenden Fall anführen. Am 12. Dezember 1923 schrieb mir ein Arzt wie folgt:

Infolge Dr. Peter Macdonalds Äußerungen auf einem Treffen des Britischen Ärzteverbandes habe ich soeben Ihr Buch *Man's Supreme Inheritance* gelesen. Ich bin Arzt und habe wegen Angina Pectoris aussetzen müssen. Die Prinzipien, die Ihrer Arbeit zugrunde liegen, sprechen mich sehr an, weil ich sie wahrhaft stichhaltig finde; so sehr, daß ich sie für mich selbst praktisch anwenden möchte. Ich bin 61, und bis vor zwei Monaten war ich voll tätig. Wenn Sie mir helfen können, wäre ich für eine Antwort dankbar.

Eine Zusammenkunft wurde vereinbart, und als Dr. X zu mir kam, prüfte ich in meiner gewohnten Art die vorliegenden Voraussetzungen für seinen Gebrauch. Danach eröffnete ich ihm, daß meiner Meinung nach der Gebrauch seiner selbst höchst unbefriedigend sei und einen hohen Grad an Mißbrauch und Fehlanpassung aufzeige, verbunden mit einer gefährlichen Unterfunktion der Atmungs-, Kreislauf- und Verdauungsorgane. Genau diese Kombination von schlechten Voraussetzungen habe ich im Fall von Angina Pectoris immer in ausgeprägtem Maße angetroffen, und sie würde meiner Erfahrung nach für sich allein schon als Ursache für die qualvollen schmerzlichen Empfindungen des Patienten genügen.[31]

Aufgrund dieser Diagnose erklärte ich Dr. X, daß meine Behandlungsmethode in seinem Fall der Versuch ist, seine unbefriedigenden Bedingungen für den Gebrauch zu verbessern, bis sie denjenigen entsprechen, die man nur bei befriedigendem Funktionieren antrifft. Von allem Anfang an zeigte Dr. X an meiner Art der Diagnosestellung reges Interesse. Dieses Interesse wuchs mit seiner Beobachtung, daß in dem Maße, in dem eine neue und bessere Art des Gebrauchs, mehr oder weniger auch im Alltag, aufgebaut wurde, die Symptome, die zur Diagnose von Angina Pectoris geführt und die ihm das Arbeiten und das Golfspielen unmöglich gemacht hatten, den Veränderungen und Verbesserungen der Voraussetzungen seines gesamten Organismus proportional immer mehr abnahmen und weitgehend verschwanden. Von den Schmerzen befreit, konnte er am Ende wieder zurück zur Arbeit und zum Golfspiel gehen.[32] Er bezeichnete meine Arbeit als »die erste klinische Physiologie für menschliche Wesen«, und da er sah, daß sich meine Methode der Diagnose grundsätzlich von der orthodoxen medizinischen Praxis unterschied, fand er, ich sollte dringend darüber schreiben, um meine Entdeckungen der Ärzteschaft vorzulegen.

Im folgenden werde ich den Versuch machen, auf diesen Vorschlag einzugehen, und ich denke, das beste ist es, meine Stellungnahme auf eine Ansprache zu stützen, die Lord Dawson of Penn am 24. Februar 1926 im Britischen Unterhaus hielt (abgedruckt in *The Lancet* vom 6. März 1926). Meine Freunde unter den Ärzten versichern mir nämlich, daß die Ansichten, die Lord Dawson dort über die Tauglichkeit der medizinischen Ausbildung als Vorbereitung zur erfolgreichen Diagnose von Krankheiten äußerte, stellvertretend für die geläufige Meinung der Ärzte auf diesem Gebiet angesehen werden können.

Meine Erläuterungen werden gezwungenermaßen eine gewisse Kritik der medizinischen Ausbildung enthalten, denn eine Lücke im ärztlichen Werdegang ist für mich, in meiner Funktion als Erzieher, offensichtlich geworden. Aber in Anbetracht der Versicherung, mit der Lord Dawson seine Ansprache einleitete, »daß sich der Ärztestand über die Kritik selbst in keiner Weise beklagt«, und meiner durch die Erfahrung gewonnenen Überzeugung, daß ich eine Technik anzubieten habe, die diese Lücke ausfüllen könnte, glaube ich, daß Mitglieder der Ärzteschaft dieser Kritik Beachtung schenken werden.

Zu dem Thema »Diagnose und die medizinische Ausbildung« sagte Lord Dawson, daß...

...eine notwendige Voraussetzung für die Behandlung ein Bescheid-Wissen über Krankheit,... ihre Ursachen und ihre Diagnose sei. Zu versuchen, eine Krankheit zu behandeln, ohne zu wissen, was dem Körper als Ganzem (nicht nur an einzelnen Teilen) fehle, sei zugestandenermaßen eine Torheit, und um sich solches Wissen zu erwerben, sei eine sorgfältig geplante Ausbildung notwendig... Kein Arzt dürfte eine selbständige Praxis führen, wenn er nicht jene Ausbildungsjahre hinter sich gebracht und die Natur der Krankheit und ihre Diagnose studiert hätte... Und die Ausbildung sollte für alle dieselbe sein. In dieser Sache dürfte nicht der geringste Kompromiß gemacht werden... Wie auch immer die Ansicht eines Mannes über die Seefahrt oder seine Genialität sei, er dürfe die Führung des Schiffes nicht übernehmen, bis er nicht die Steuermannsprüfungen abgelegt habe. Warum sollte das menschliche Schiff, das auf dem Meer des Lebens segelt, weniger geschützt werden?... Jedermann versuche heutzutage, eine Krankheit so früh wie möglich, wenn die Heilungswahrscheinlichkeit noch größer ist, zu erfassen; und daher *komme der Diagnose wesentliche Bedeutung zu.* (Hervorhebung von F. M. A.)

Lassen Sie mich mit Lord Dawsons Behauptung beginnen, die »notwendige Voraussetzung für die Behandlung sei ein Bescheid-Wissen über die Krankheit, ihre Ursachen und ihre Diagnose«.

Sobald die Ursache einer Krankheit bekannt ist, ist es klar, daß wir eine gewisse Aussicht haben, sie erfolgreich zu bekämpfen, und daß die verschiedenen Teile des Organismus bei richtigem Funktionieren weniger zur Erkrankung neigen würden. Der Zusammenhang zwischen Erkrankung und falschem Funktionieren sollte allgemein eingesehen werden. Wo besondere Krankheitssymptome diagnostiziert worden sind, sollte man auch einsehen, daß *das damit zusammenhängende falsche Funktionieren wiederum immer mit einem allgemeinen schlechten Gebrauch der Mechanismen des gesamten Organismus zusammenhängt.* Dieser Zusammenhang ist mir im Laufe meiner Unterrichtserfahrung klargeworden, denn ich beobachtete, daß *in dem Maße,* in dem sich der Gebrauch und das Funktionieren des Organismus *als Ganzes* verbessert, die spezifischen Krankheitssymptome dazu neigen, sich zu vermindern oder ganz zu verschwinden.

Daher stimme ich mit Lord Dawson ganz darin überein, daß »zu wissen, was dem Körper als Ganzem (nicht nur an einzelnen Teilen) fehle, zugestandenermaßen eine Torheit« ist. Aber wenn er als gegeben hinstellt, daß die »sorgfältig geplante« medizinische Ausbildung von heute dem Studierenden dieses wesentliche Wissen vermittle, dann bestreite ich dies, da es im Medizinstudium nichts gibt, was den zukünftigen Arzt befähigen würde,

1. jenen falschen, *gewohnheitsmäßigen* Gebrauch der Mechanismen, der mit falschem Funktionieren und daher mit Krankheitssymptomen verbunden ist, zu erkennen und zu diagnostizieren und
2. als Folge seiner Diagnose die Korrektur des falschen, gewohnten Gebrauchs und an dessen Stelle den Aufbau eines zufriedenstellenden Gebrauchs der Mechanismen vorzunehmen; ein Vorgang, der, weil er immer von einem Fortschritt des Funktionierens begleitet ist, unweigerlich zur Wiederherstellung der für eine gute Gesundheit notwendigen Voraussetzungen führt.

Nun ist es klar, daß sich eine solche Methode der Diagnose und Behandlung in ihrem Prinzip grundsätzlich von den orthodoxen Methoden der Medizin unterscheidet, die von bestimmten örtlichen Symptomen auf bestimmte Störungen rückschließen und sie als die Ursache des Leidens diagnostizieren und dann spezifisch behandeln. Nehmen wir zum Beispiel an, ein allgemein praktizierender Arzt findet Symptome, die er in seiner Diagnose der Störung eines oder mehrerer Teile des Organismus, wie des Herzens, der Leber, des Auges, der Lunge oder einem anderen, zuschreibt. Er wird dann entweder selber die Störung in dem oder den speziellen Teilen des Organismus behandeln, oder er wird den Patienten einem Spezialisten überweisen, der eine auf die jeweilige Störung spezifisch ausgerichtete Behandlung vornehmen wird.

Ich gebe selbstverständlich zu, daß mit dieser Methode spezifische Symptome oft behoben werden können. Da aber

1. spezifische Symptome nie getrennt von falschem Funktionieren auftreten,
2. das mit solchen Symptomen verbundene falsche Funktionieren nach meiner Erfahrung immer mit falschem Ge-

brauch der Mechanismen des Organismus verbunden ist und

3. bei solchen Methoden nichts getan wird, um diesen falschen Gebrauch zu verbessern,

werden im Organismus Zustandsbedingungen unverändert belassen, die bei ihrer Weiterentwicklung das allgemeine Niveau des Funktionierens vermindern können, und es ist dann nur eine Frage der Zeit, wann die Störung – entweder die ursprüngliche oder, was sehr oft vorkommt, eine andere, ernsthaftere – erneut auftritt.

Ich gebe deshalb zu bedenken, daß niemand, der nicht darin ausgebildet worden ist, erstens den falschen Gebrauch festzustellen, der mit falschem Funktionieren verbunden ist, und zweitens eine Technik anzuwenden, die diesen falschen Gebrauch korrigiert, weder diagnostizieren kann, »was dem Körper als Ganzem fehlt«, noch den Körper in seiner arbeitenden Einheit behandeln kann. Weil das Medizinstudium eine solche Ausbildung nicht vorsieht und keine derartige Technik zur Behandlung von Krankheit zur Anwendung kommt, können die von Lord Dawson vertretenen Methoden der Ausbildung den Medizinstudenten infolgedessen die notwendige Hilfe zur Diagnose dessen nicht geben, »was dem Körper als Ganzem fehlt«.

Ich kann Lord Dawsons Analogie zwischen medizinischer Ausbildung und der Ausbildung zur Schiffahrt nicht zustimmen. Wie kann man behaupten, daß die medizinische Ausbildung das Kennen des »menschlichen Schiffes, das auf dem Meer des Lebens segelt«, einschließt, wenn der Medizinstudent nichts über den Gebrauch der Mechanismen (weder seiner eigenen noch derjenigen seiner Patienten) erfährt, von dem die Steuerung des »menschlichen Schiffes« abhängt? Gleichgültig, welche Ausbildung ein Seemann zur Beherrschung und Steuerung seines Schiffes erhalten hat, ohne einen zuverlässigen Kompaß, der seine Richtung bestimmt, wäre er hilflos. Hätte er zufällig einen falschen Kurs eingeschlagen und herausgefunden, daß sein Kompaß versagt hat, würde er nicht daran denken weiterzusegeln, sondern zuerst darum besorgt sein, daß sein Kompaß wieder in Ordnung kommt.

Hier scheint mir die Analogie zwischen der medizinischen Ausbildung und der Ausbildung für die Schiffahrt zu hinken. Denn die Einschätzung der Sinneswahrnehmungen ist für das »menschliche Schiff, das auf dem Meer des Lebens segelt«, das, was der Kompaß und ähnliche Hilfsmittel für das Schiff des Seemanns sind. Sie ist die einzige Führung, die wir besitzen, um zu erkennen, ob wir in unseren täglichen Handlungen den Gebrauch unserer Mechanismen auf die vorteilhafteste Art steuern. Aber der Arzt, der mit seiner Arbeit beschäftigt ist, das »menschliche Schiff« zu lenken, sieht nicht, daß die Einschätzung der Sinneswahrnehmungen oft fehlerhaft ist, und fährt deshalb in dem Versuch auf seinem Kurs weiter, das »menschliche Schiff« zu lenken, ohne dafür zu sorgen, daß auf seinen Kompaß Verlaß ist. Es ist bisher in der medizinischen Praxis unerkannt geblieben, daß die Einschätzung der Sinneswahrnehmungen, der menschliche Kompaß, mit dem Fortschreiten der Zivilisation immer unzuverlässiger geworden ist und daß es dementsprechend zu einer fortwährend zunehmenden Fehlsteuerung des Gebrauchs des menschlichen Organismus gekommen ist.

Der Mensch ist mit keinem größeren Problem als diesem konfrontiert worden. Denn die Art der Reaktionen des Menschen auf Reize im allgemeinen entspricht, wie wir gesehen haben, der Art des Gebrauchs seiner Mechanismen. Da nun der Gebrauch ohne eine zuverlässige Steuerung mittels der Sinne nicht zufriedenstellend sein kann, werden die Reaktionen auf Reize unbefriedigend sein, je unzuverlässiger die sinnliche Wahrnehmung ist.

Ich glaube, daß heute die meisten von uns Hilfe brauchen, um sich zu jenem höheren Grad von Einschätzung der Sinneswahrnehmungen des Gebrauchs zu erziehen, die eine befriedigendere Beherrschung der Reaktionen ermöglicht. Dies trifft nicht weniger für den Arzt als für den Laien zu. Es ergibt sich aus den praktischen Erfahrungen beider, die eine ständige Unzuverlässigkeit der Sinnes-Mechanismen an sich feststellen können, mit den Folgen solcher unbefriedigender Reaktionen, wie fehlerhafte Beobachtung und ein tiefes Niveau an Bewußtheit im allgemeinen. Wenn es zum Beispiel in einem Fall nötig ist, mehrere Ärzte zu konsultieren, bestehen unter ihnen allzuoft große Meinungsverschiedenheiten. Man braucht nur die Aussagen von Ärzten vor Gerichten nachzulesen, um unter Fachleuten, die alle dieselbe »sorgfältig geplante« medizinische Ausbildung durchlaufen haben, schlagende Beispiele für unterschiedliche Diagnosen zu finden. Viele Ärzte beklagen sich in der Tat darüber, daß trotz medizinischer Ausbildung[33] viele Ärzte oft nicht die Ausrüstung besitzen, von der eine erfolgreiche Diagnosestellung zunächst einmal abhängt.

Man wird mir allgemein zustimmen, daß der Arzt für eine genaue und effiziente Diagnose nicht nur ein hohes Niveau an Beobachtungsgabe und Sinnesbewußtheit besitzen muß, sondern auch die Fähigkeit, Zusammenhänge zu sehen, ein zuverlässiges Urteil und eine weite Auffassung, besonders wenn unvertraute Erscheinungen vorliegen. Um diese Eigenschaften zu erwerben, ist es für ihn notwendig, sich auf die Sinnes-Mechanismen, die für die Steuerung des Gebrauchs seines gesamten Organismus in den täglichen Handlungen verantwortlich sind, verlassen zu können und die Fähigkeit zu besitzen, seine instinktiven Reaktionen zu kontrollieren, insbesondere die Reaktionen auf Reize des Ungewohnten.

Ich bin der festen Überzeugung, daß diesem Anspruch durch das Anwenden einer Technik, die eine bewußte Steuerung des Gebrauchs der Mechanismen aufbaut, Genüge getan werden kann. Ich habe nämlich bei meiner praktischen Erfahrung mit Schülern beobachtet, daß sich im Verlaufe der Entwicklung, bei der sie sich an Stelle der instinktiven, eine bewußte Steuerung ihres Gebrauchs aneignen, eine entsprechende Besserung der Qualität des Funktionierens ihres gesamten Organismus und der Natur ihrer Reaktionen im allgemeinen einstellt.

Die Erklärung hierfür liegt in der Natur des Vorgehens selbst. Denn die Tatsache, daß dem Schüler durch die Hände des Lehrers die eigentliche Sinnes-Erfahrung des neuen Gebrauchs vermittelt wird, für den er bewußt Direktiven erteilt, führt bei ihm zu einer schrittweisen Kultivierung der Zuverlässigkeit und Bewußtheit der Sinne. Die zweite Tatsache, daß nämlich der Schüler bei seinen täglichen Handlungen den mit dieser unvertrauten Sinnes-Erfahrung verbundenen, neuen Gebrauch nicht anwenden kann, bis er nicht seinen instinktiven Drang, seinen vertrauten gewohnten Gebrauch anzuwenden, bewußt unterbunden hat, bedeutet die schrittweise rationale Kontrolle über seine instinktiven Reaktionen, insbesondere seine Reaktionen auf das Ungewohnte.

Obwohl diese Technik mehr mit Erziehung als mit Behandlung zu tun hat, sollte sie, wie ich zu zeigen versucht habe, in die medizinische Ausbildung mit einbezogen werden. Denn wenn dadurch der Medizinstudent lernen würde, den Gebrauch seiner eigenen Mechanismen bewußt zu steuern, würde er sich ein zufriedenstellendes Niveau der Einschätzung der Sinneswahrnehmungen aneignen, die ihm für die Diagnose der Fehler anderer von großem Nutzen wäre. Ferner würde er sich bei der Behandlung dieser Fehler nicht mehr mit einer rein spezifischen Behandlung von spezifischen Symptomen begnügen, denn er hätte durch seine persönliche Erfahrung gelernt, daß auf dem Wege der Wiederherstellung und Aufrechterhaltung einer durchdachten Steuerung des Gebrauchs der eigenen Mechanismen auch das Funktionieren der Organe und Systeme auf einem befriedigenden Niveau wiederhergestellt und aufrechterhalten wird. Aus Gründen der Dringlichkeit könnte er natürlich in bestimmten Situationen und bei Krisen gezwungen sein, eine spezifische Störung direkt zu behandeln. Wenn er aber nach dem Prinzip der unteilbaren Einheit des menschlichen Organismus vorgehen würde und mit der darauf gegründeten Technik ausgerüstet wäre, könnte er sowohl – wie ich ihn nennen würde – ein »Generalist«[34] sein, der dieses Wissen den Erfordernissen seines Patienten gemäß praktisch anwendet, als auch ein »Erzieher«, insofern er seinen Patienten lehren würde, wie er einen befriedigenden Gebrauch seiner selbst in allen seinen Handlungen steuern und beibehalten kann. Wenn er seinen Unterricht und seine Behandlung auf das Prinzip der Einheit gründet, könnte er kaum den darin enthaltenen Zusammenhang von Gebrauch und Funktionieren übersehen. Er würde daher irgendwelche spezifischen Fehler oder Symptome in spezifischen Organen oder Körperteilen mit einer Störung im Zusammenspiel der Mechanismen im allgemeinen in Verbindung bringen. Seine Behandlungsmethode wäre, bei seinem Patienten den falschen gewohnten Gebrauch seiner Mechanismen zu verbessern, als Mittel zur Verbesserung des spezifischen falschen Funktionierens, das mit besonderen Symptomen oder Fehlern verbunden ist. Gleichzeitig würde er seinen Patienten lehren, wie er einen neuen und besseren Gebrauch steuern und beibehalten könnte, der das Mittel wäre, um einen Rückfall in die alten Fehler oder die Entwicklung neuer zu vermeiden, *wenn er ihn bei all seinen Tätigkeiten anwendet.* Um einen Eindruck davon zu vermitteln, wie sich dies in meiner Erfahrung ausgewirkt hat, möchte ich drei Beispiele anführen, wovon das erste besonders gut hierher paßt, denn sicher haben die meisten Ärzte Patienten gehabt, die während ihrer Rekonvaleszenz ähnliche Schwierigkeiten erlebt haben wie die hier beschriebene Frau.

1. Beispiel

Zuerst der Fall einer Frau, die an einer langen und ernsthaften Krankheit litt, während derer sie mehrere Monate im Bett liegen und sich einer langen Behandlung unterziehen mußte. Dann kam der Zeitpunkt, wo man ihr sagte, sie könne anfangen aufzustehen und jedesmal ein paar Schritte zu gehen versuchen. Ihre Muskeln würden sich nach und nach kräftigen und ihr mit der Zeit erlauben, wieder richtig zu gehen. Sie befolgte diese Anweisung und war nach einigen Monaten fähig, mit Hilfe eines Stockes ein bißchen herumzugehen, jedoch nur mit großer Schwierigkeit und Anstrengung, da sie in ihren Knien und Fußgelenken starke Schmerzen bekam, die sich beim Gehen verschlimmerten. Der Arzt aber spornte sie an, mehr zu gehen, »ein klein wenig mehr jeden Tag«. Aber dies konnte sie nicht tun, und anstatt mit der Zeit länger und müheloser gehen zu können, war das Gegenteil der Fall, bis sich endlich ihr Zustand dahin entwickelte, daß sie sich am nächsten Tag davon erholen mußte, wenn sie an einem Tag überhaupt ging. Dieser Zustand verschlimmerte sich nach und nach. Was sie aber ernsthaft bekümmerte, war, daß es so aussah, als ob gewisse Symptome ihrer ursprünglichen Krankheit wieder zurückzukehren drohten. Zu diesem Zeitpunkt überzeugte sie ein Freund, der meine Arbeit kannte, mich aufzusuchen.

Als sie zu mir kam, erkannte ich, daß die Art des gewohnten Gebrauchs ihrer selbst äußerst schädigend war und daß sie sich in allem, was sie tat, derart gebrauchte, daß sie damit schädliche Versteifungen verursachte. Die Ergebnisse ihrer Arbeit mit mir bewiesen, daß es so war, denn als es mir gelang, eine Besserung ihrer Art des Gebrauchs herbeizuführen und sie zu lehren, wie sie diese Art bewußt steuern und beibehalten konnte, nahmen die Versteifungen nach und nach ab. Zu jener Zeit konnte sie nur sechs Lektionen besuchen, da sie ans Meer verreiste, aber nach kurzer Abwesenheit schrieb sie mir, daß sie ihr Bestes tue, um die Arbeit weiterzuführen, und daß sie nun die ganze Strecke der Promenade mit nur gelegentlichen Ruhepausen gehen könne. Bis zum Ende des Sommers konnte sie einigermaßen mühelos Treppen auf und ab gehen und hatte auch einmal 3 Meilen an einem Stück hinter sich gebracht. Als sie im Herbst in die Stadt zurückkehrte, begann sie regelmäßig mit mir zu arbeiten, und in dem Maße, in dem eine Verbesserung ihres Gebrauchs erreicht war, verschwanden die Schmerzen nach und nach, und am Ende jenes Winters lebte sie ein normales Leben und ging leicht und mit Wohlbehagen. In den letzten vier Jahren waren ihre ursprünglichen Symptome nicht zurückgekehrt, obwohl sie nun auch die Gartenarbeit aufgenommen hat.

2. *Beispiel*

Dieser Schüler war monatelang bei einem bekannten Spezialisten in Boston in Behandlung gewesen, weil er, besonders beim Gehen, an starken Schmerzen in der Lendengegend litt und sein Puls und Blutdruck nicht normal waren. Man hatte ihn heilgymnastische Übungen machen lassen und ihm ein Korsett als Stütze zu tragen gegeben. Als diese Behandlung erfolglos blieb, wurde ihm eine Operation vorgeschlagen, aber er hatte nicht eingewilligt und war nach London gekommen, um einen anderen Spezialisten zu konsultieren. Dieser schickte ihn nach einer Untersuchung zu mir, weil er glaubte, daß die Veränderung, die ich in seinem allgemeinen Zustand bewirken könnte, den Druck und die muskuläre Versteifungen beheben würde, die seiner Meinung nach die Ursache der Schmerzen waren.

Als er mich besuchte, bat ich ihn, mir einige seiner heilgymnastischen Übungen vorzuführen, und als ich ihn dabei beobachtete, war es für mich offensichtlich, daß seine falsche Art des Gebrauchs durch diese Übungen noch mehr ausgeprägt wurde. Er brauchte für die einfachsten Bewegungen übertrieben viel Kraft, und beim Gehen verstärkte er diese Anspannung derart, daß es kein Wunder war, daß ihm sogar das Gehen einer kurzen Strecke starke Schmerzen bereitete.

Ich kam zu der Auffassung, daß dies ein Fall war, dem durch meine Arbeit geholfen werden konnte, und ich ging daran, ihm zu zeigen, wie er die falsche Art, sich selber zu gebrauchen, die man ihn mit diesen Übungen gelehrt hatte, vermeiden konnte. Gleichzeitig gab ich ihm die Anweisungen für die neue Art des Gebrauchs, die, wenn ich sie für ihn verwirklichte, den Druck und die Überbeanspruchung der unteren Gelenke der Wirbelsäule vermindern würde, die für seine Schmerzen verantwortlich und durch seine heilgymnastischen Übungen verschlimmert worden waren.

Nach wenigen Tagen Unterricht verspürte der Schüler Erleichterung, und er sah bald, daß er ohne seine Stütze auskommen konnte. Am Ende der zweiten Woche konnte er kurze Spaziergänge ohne Schmerzen machen, und nach acht Wochen war sein Arzt mit mir einig, daß es ihm sein Zustand erlaube, nach Amerika zurückkehren zu können. Zehn Monate später war er wieder in England und kam bei mir vorbei. Er sagte mir, daß er in der Zwischenzeit sein Bestes getan hat, um meine Übungen beizubehalten, daß er von den alten Schmerzen und dem Unbehagen frei geblieben war, kein Korsett mehr gebraucht hat und sein Arzt bei der jüngsten Untersuchung einen normalen Puls und Blutdruck gefunden hatte.

3. Beispiel

Mein drittes Beispiel ist eine junge Frau, die als Studierende in ein Lehrerseminar aufgenommen werden wollte, aber nach einer ärztlichen Untersuchung erfuhr, daß es ihr Gesundheitszustand nicht erlaubte, die Anstrengungen der Ausbildung auf sich nehmen. Der Arzt konnte nichts eindeutig Fehlerhaftes diagnostizieren, das nach einer ärztlichen Behandlung verlangt hätte. Seiner Meinung nach bräuchte sie ein Leben an der frischen Luft und Befreiung von Aufgaben, die eine Anstrengung irgendwelcher Art erforderten. Der Vorsteher der Institution, der mit meiner Arbeit vertraut war, brachte sie zu mir, und ich fand, daß der allgemeine Gebrauch ihrer selbst für den vom Arzt diagnostizierten Mangel an Widerstandskraft verantwortlich war. Der Oberteil ihres Brustkastens war übermäßig zusammengedrückt, und ihre Brustkorbkapazität und Beweglichkeit waren auf ein Minimum reduziert, so daß ihr Kreislauf ernsthaft behindert war. Sie litt auch an Händen und Füßen an Frostbeulen, und die kleinsten Anstrengungen ermüdeten sie.

Ich sagte ihr, daß ich sie soweit bringen könne, den Ausbildungskurs zu besuchen, vorausgesetzt, sie käme gleichzeitig zu mir in den Unterricht. Der Vorsteher, der den Grund dafür verstand, ermöglichte dies. Sie begann ihre Ausbildung und nahm gleichzeitig regelmäßig Unterricht bei mir, und der sich nach und nach ergebende Fortschritt in ihrer Art des Gebrauchs verbesserte ihre allgemeine Funktionstüchtigkeit so sehr, daß sie den Anforderungen ihrer Ausbildung ohne Unterbrechung genügte und nun, am Ende ihres Kurses, ihre Arbeit als Lehrerin aufnehmen kann.

Ich wurde gefragt, ob Leute die von mir empfohlene Technik anwenden können, die nicht so sehr einen sogenannten physischen Mangel heilen, sondern das, was als »physische oder nervöse« Störungen einschließlich schlechter Gewohnheiten aller Art (wie Zerstreutheit, Vergeßlichkeit, mangelhafte Bewußtheit und Beobachtungsvermögen, übertriebene Erregbarkeit, Zwinkern, mit den Fingern spielen, Unfähigkeit, still zu sitzen, Nägelbeißen, Überempfindlichkeit, Unbeherrschtheit, Unaufmerksamkeit usw.) angesehen wird, beheben oder beeinflussen möchten. Denn manche sind sich bewußt, daß sie nicht das Beste aus sich selber herausholen können, solange sie diese Störungen nicht unter Kontrolle haben. Meine Antwort darauf ist, daß die Tatsache, daß diese Menschen nicht imstande sind, in sich selbst eine Veränderung herbeizuführen, die sie selber als wünschenswert erachten, zeigt, daß ihre Reaktion auf den Reiz, dieses Ziel zu erreichen, eine unbefriedigende ist. Diese Tatsache versetzt ihren Fall sofort auf dieselbe Ebene wie den Golfspieler, der den Blick nicht auf den Ball gerichtet behalten kann, obwohl er es wünscht, und den Stotterer, der nicht sprechen kann, wie er es wünscht.

Ich möchte sogleich betonen, daß selbstverständlich niemand eine allgemeingültige Definition einer befriedigenden Reaktion geben kann, die den besonderen Umständen jedes einzelnen Falles genügen würde, aber wir sind uns sicher alle einig, daß in den Fällen, wo Menschen sich selber verbessern, sich in eine Richtung, die sie für gut halten, verändern oder Fehler und schlechte Gewohnheiten ablegen wollen, ihre Reaktion als befriedigend angesehen werden kann, wenn es ihnen gelingt zu vollbringen, was sie als das für sie Richtige geplant haben. Dies sollte klarstellen, daß wir es hier nicht mit festen Wertmaßstäben zu tun haben bezüglich dessen, was in einem speziellen Fall »richtig« oder »falsch« bedeutet. Solche Maßstäbe sind relativ und mehr oder weniger individuell, denn eines Menschen Glauben und Handlungen sind weitgehend die Folge seiner Erziehung und der Umstände und sollten daher nicht nach einem festen Maßstab über »richtig« und »falsch« beurteilt werden. Handlungen, die von einer Gruppe und zu einer gewissen Zeit für richtig gehalten werden, werden oft von anderen Menschen oder zu einer anderen Zeit verurteilt. Umstände und Lebensbedingungen spielen in dieser Frage eine große Rolle, und jeder Fall muß für sich selber beurteilt werden.

Aber wo es um den Gebrauch des Selbst geht, gibt es einen Maßstab, der allgemein akzeptiert werden kann. Es kann nämlich gezeigt werden, daß eine bestimmte Art des Gebrauchs der

Mechanismen in Verbindung mit einem bestimmten befriedigenden Grad des Funktionierens und mit einem Zustand von Gesundheit und Wohlbefinden angetroffen wird. Wir sind sicher berechtigt, eine Art des Gebrauchs, die mit solch wünschenswerten Bedingungen zusammenhängt, für unter allen Umständen »natürlich« oder »richtig« zu halten. Aber dies ist nicht eine im üblichen Sinne des Wortes festgelegte Norm für »richtig«, denn da diese Art des Gebrauchs auf einer primären Kontrolle der Mechanismen des Organismus beruht, ist sie solcher Art, daß sie in allen Situationen angewendet und an sie angepaßt werden kann, weshalb man ihre »Richtigkeit« als relativ zu diesen Situationen bezeichnen kann. Des weiteren geben einem die Erfahrungen, die mit dem Erwerben von Wissen um einen derartigen »richtigen« und »natürlichen«[35] Gebrauch des Selbst verbunden sind, sowohl eine verläßliche Beurteilungsgrundlage als auch ein Verständnis für relative Werte, denn in diesem Prozeß entstehen dauernd Situationen, in denen nach dem Empfang eines Reizes entschieden werden muß, welche Art des Gebrauchs für die Reaktion am besten einzusetzen ist, und es muß auch beurteilt werden, welche Direktiven für diese Art des Gebrauchs primär, welche sekundär usw. sind. Der Standard an relativen Werten, den man sich so aneignet, kommt einem zustatten, wenn man auf die Stimuli des modernen Lebens reagiert, in dem die Verhältnisse so unablässig wechseln, daß man nicht mit einer äußeren Norm oder einem starren Code, der anzeigt, was richtig oder falsch ist, damit umgehen kann. Wenn man einsieht, daß das Selbst das Instrument aller Aktivitäten ist, folgt daraus, daß ein gültiges Kriterium bezüglich des Gebrauchs des Selbst eines ist, das in bezug auf sämtliche Aktivitäten, sowohl auf die sogenannten »psychischen« als auch die »physischen«, gültig ist.

Es ist das Fehlen eines gültigen Kriteriums für den richtigen Gebrauch im Sinne von »richtig für den Zweck«, das es den Menschen versagt, ihre Entschlüsse zuverwirklichen und gewisse Änderungen zum Besseren für sich selber und in ihrem Betragen und ihrer Einstellung gegenüber anderen durchzuführen. Wie der Golfspieler und der Stotterer möchten sie etwas verändern, aber bringen für diesen Zweck den einzigen Gebrauch ihrer selbst ins Spiel, den sie kennen, denjenigen Gebrauch samt den zugehörigen Gewohnheiten, den wir im gesamten Buch den »gewohnten« Gebrauch des Selbst genannt haben, und die Tatsache, daß es ihnen nicht gelingt, zu tun, was sie sich als das Richtige zu tun vorgenommen haben, weist darauf hin, daß ihr gewohnter Gebrauch fehlgesteuert und für den Zweck ungeeignet ist. Solange sie kein anderes verläßliches Kriterium zur Verfügung haben als das des vertrauten *Empfindens* ihres falschen gewohnten Gebrauchs, wird ihr für den Zweck eingesetzter Gebrauch falsch sein, und ihre Reaktion auf den Reiz, die gewünschte Änderung vorzunehmen, wird ihre instinktive Reaktion sein und daher den alten falschen Bahnen entlang verlaufen.

Um diese Schwierigkeit zu bewältigen, würde ich die Technik anwenden, die ich für den Aufbau einer bewußten Steuerung des Gebrauchs empfehle, denn die Anwendung erfordert, daß instinktive Reaktionen unterbunden und durch rational geplante ersetzt werden. Ich habe festgestellt, daß meine Schüler *in diesem Prozeß,* in dem sie eine bewußte Steuerung des Gebrauchs erwerben, nach und nach ein höheres Niveau der Sinnes-Bewußtheit oder Einschätzung dessen entwickeln, wie sie sich gebrauchen, so daß sie, wenn sie daran gehen, eine Reihe von Handlungen auszuführen, für die sie sich entschieden haben, eine Beurteilungsgrundlage *in sich selbst* besitzen, die es ihnen ermöglicht, abzuschätzen, ob der angewandte Gebrauch zweckmäßig ist oder nicht. Dies wird zu einer Grundlage der Selbstbeurteilung, wo es Eindrücke betrifft, die durch Empfinden vermittelt werden und zu weiteren Erfahrungen führen.

Ich möchte hier die Wichtigkeit der Inhibition in diesem Prozeß betonen, denn wegen der praktisch universalen Gewohnheit, ein Ziel direkt erreichen zu wollen, können solche Schwierigkeiten, wie wir sie angedeutet haben, nicht ein für allemal überwunden werden, wenn nicht die Inhibition mit dem Prozeß verknüpft wird, in dem die richtigen »Mittel-wodurch« ausgedacht werden und ein höheres Niveau der Steuerung mit den Sinnen erworben wird. Der Leser wird sich daran erinnern, wie in meinem Fall mein Unvermögen, *unablässig zu inhibieren,* wobei dafür die Gewohnheit der »Zielstreberei« verantwortlich war, *das* Hindernis darstellte, meine neuen »Mittel-wodurch« beim Rezitieren anzuwenden, obwohl ich soweit war, daß ich über diese neuen »Mittel-wodurch« beim normalen Sprechen verfügen konnte und aus Erfahrung wußte, daß sie für meinen Zweck »richtig« waren. Ich habe in den Beispielen vom Golfspieler und vom Stotterer auch gezeigt, daß die Gewohnheit der Zielstreberei die größte Schwierigkeit darstellt, gegen die sie anzukommen hatten. Obwohl sie andauernd gewarnt wurden, gelang es ihnen im entscheidenden Moment nicht, ihr Ziel zu erreichen; sie konnten dem Reiz, das Ziel zu erreichen, nicht widerstehen. Dies bedeutete, daß sie nicht damit fortfuhren, ihre gewohnte Reaktion zu unterbinden, während sie gleichzeitig die Direktiven für den neuen Gebrauch erteilten, und deshalb in ihrer Reaktion zum falschen gewohnten Gebrauch, der sich »richtig anfühlte«, zurückkehrten.

In beiden Fällen führte sie die Gewohnheit der Zielstreberei dazu, das Falsche zu tun; der Golfspieler beim Gebrauch seiner Augen, der Stotterer bei dem seiner Zunge, und dies trotz ihres Wunsches, bestimmte Verbesserungen im Gebrauch dieser Organe vorzunehmen, obwohl sie gelernt hatten, den Gebrauch ihrer Mechanismen grundsätzlich so zu steuern, daß sie damit diese speziellen Veränderungen ermöglichten.

Deshalb müssen alle, die etwas bei sich ändern wollen, lernen, es zu einem Lebensprinzip zu machen, ihre sofortige Reaktion auf jeden Reiz, ein gewünschtes Ziel zu erreichen, zu unterbinden. *Sie müssen mit diesem Unterbinden fortfahren,* während sie die neue Steuerung ihres Gebrauchs anwenden, um sich die Gelegenheit zu geben, zu verhindern, in die bekannten Sinnes-Erfahrungen ihres alten gewohnten Gebrauchs zurückzufallen, um das Ziel zu erreichen. Wenn sie dieses Prinzip befolgen, werden sie feststellen, daß diese bewußte Steuerung ihres Gebrauchs nach und nach mit einem Beurteilungsvermögen verknüpft werden wird, auf das sie sich als ein genaueres Wahrnehmungsvermögen von Eindrücken verlassen können.

Meine ganze Erfahrung zeigt, daß eine unzuverlässige Einschätzung der Sinneswahrnehmungen zu einer allgemeinen Fehlsteuerung des Gebrauchs der Mechanismen und zu unbefriedigenden Zuständen des Funktionierens führt. Hier kann ein bestimmter Reiz einen Sinnesvorgang in Gang setzen, der eine Reaktion wahrnimmt, die sich von der tatsächlich erfolgten beträchtlich unterscheidet.

Dies ist eine demonstrierbare Tatsache, und unter dem Eindruck der anerkanntermaßen unbefriedigenden Anpassung des Menschen an die moderne Zivilisation, deren ernstestes Symptom meiner Meinung nach die wachsende Unzuverlässigkeit der Sinnes-Vorgänge ist, ist es für mich von speziellem Interesse, festzustellen, daß Sir Arthur Eddington in seinem Vortrag über Wissenschaft und Religion die folgende Warnung geäußert hat:

Ich habe großen Nachdruck auf *Erfahrung* gelegt; darin folge ich dem Diktat der modernen Physik. Aber ich möchte damit nicht sagen, daß jede Erfahrung zu ihrem vollen Wert genommen werden muß. Es gibt so etwas wie Illusion, und wir müssen versuchen, nicht getäuscht zu werden. Bei jedem Versuch, tief in die Bedeutung von religiöser Erfahrung einzudringen, begegnet uns das schwierige Problem, wie wir Einbildung und Selbsttäuschung entdecken und ausschalten können. Ich muß anerkennen, daß das Problem existiert, aber ich muß von dem Versuch, eine Lösung zu finden, absehen... Überlegen ist unser großer Verbündeter bei der Suche nach Wahrheit. Aber Überlegung kann nur von Voraussetzungen ausgehen; und am Anfang der Diskussion müssen wir immer auf angeborene Überzeugungen zurückgreifen. Solche Überzeugungen gibt es sogar in den Grundlagen der Wissenschaft der Physik. Wir kommen nicht weiter, außer wir anerkennen auch (als die vielleicht stärkste Überzeugung überhaupt), daß wir in uns eine gewisse Fähigkeit zu Selbst-Kritik besitzen, um die Gültigkeit unserer eigenen Überzeugungen zu überprüfen. Diese Fähigkeit ist nicht unfehlbar; das heißt, sie ist es nicht, wenn sie mit der menschlichen Schwäche verbunden ist. (»Science and Religion. A Symposium«, nachgedruckt bei Gerald Howe Ltd., London)

Wenn Sir Arthur Eddington sagt, »daß wir versuchen müssen, uns nicht zu täuschen«, erlaube ich mir festzustellen, daß im Lichte der in diesem Buche beschriebenen Erfahrungen nur »versuchen«, sich nicht zu täuschen, das von ihm formulierte Problem nicht lösen wird. Denn alles »Versuchen« geht von der persönlichen Überzeugung aus, daß wir irgendwie imstande sein werden, zu tun, was wir zu tun versuchen. Diese Überzeugung wird, wie jede andere auch, nur kraft der Eindrücke ermöglicht, die durch das Wirken unserer Sinnes-Vorgänge vermittelt werden. Wir müssen deswegen verstehen, daß die Gültigkeit dieser Überzeugung vom Funktionieren der Gesamtheit unserer Sinnesorgane abhängt. Wenn sie befriedigend funktionieren, ist unsere Sinneswahrnehmung dessen, was wir tun und erfahren, als Antwort auf den Reiz »zu versuchen« wahrscheinlich eine richtige Wahrnehmung. Mit anderen Worten: Die Reaktion, die wir wahrnehmen, ist wahrscheinlich die Reaktion, die auch tatsächlich stattfindet. Auf der anderen Seite ist, wenn die Funktion unserer Sinnesorgane unbefriedigend ist, unsere Wahrnehmung dessen, was in Antwort auf den Reiz »zu versuchen« geschieht, wahrscheinlich täuschend, so daß die wahrgenommene Reaktion mit großer Wahrscheinlichkeit von der tatsächlich erfolgten verschieden ist.

Der Leser wird sich erinnern, wie in meinem eigenen Fall (und das gilt gleichermaßen für den Golfspieler und den Stotterer) mein »Versuchen«, das zu tun, was ich für das Richtige hielt, auf der Überzeugung beruhte, daß ich, wenn ich wüßte, was das Richtige ist, mit der Zeit durch Versuchen imstande sein würde, es zu tun. Nur nach längerer Erfahrung dauernden Mißlingens gelangte ich zur Erkenntnis, daß ich nicht das tat, was ich zu tun glaubte, wenn ich es zu tun »versuchte«. Dies konfrontierte mich mit der Tatsache, daß meine Sinnes-Mechanismen Eindrücke aufnahmen, die nicht die wahren Eindrücke dessen waren, was wirklich geschah.

Es ist deswegen klar, daß die Überzeugung, die meinem »Versuchen« zugrunde lag und die von Eindrücken abhing, die mich durch das Wirken von unzuverlässigen Sinnesvorgängen erreichten, auf einer Täuschung beruhte. Es würde auch nur der Weg zu weiterer Selbsttäuschung bereitet, wenn man wie ich die Überzeugung, daß Versuchen mit der Zeit zum gewünschten Ziel führt, zur Voraussetzung macht. Ich entschuldige mich nicht dafür, daß ich soviel Nachdruck auf diese persönliche Erfahrung lege, denn die Qualität der Sinnenswahrnehmungen der Menschheit wird anerkanntermaßen schrittweise mehr und mehr unzuverlässig.[36] Es scheint mir seltsam, daß der Mensch, obwohl er es im Laufe seiner zivilisatorischen Entwicklung als notwendig erachtet hat, die Möglichkeiten dessen, was er »Geist«, »Seele« und »Körper« nennt, zu kultivieren, bis jetzt nicht als notwendig eingesehen hat, das Funktionieren der Sinnesvorgänge in befriedigenden Zuständen zu erhalten, mittels derer sich diese Möglichkeiten manifestieren. Als Folge wurde das Funktionieren der Sinnesvorgänge so unbefriedigend, daß der Gebrauch der Mechanismen bei den Bemühungen zu »tun« dauernd fehlgesteuert wird. Wenn der Mensch nun »versucht«, die Ergebnisse dieser Fehlsteuerung richtigzustellen, hat er für Selbstkritik keine andere Beurteilungsgrundlage, um in seinen Bemühungen angeleitet zu werden, als die der unzuverlässigen Sinnesvorgänge, die ihn ursprünglich fehlgeleitet hatten.

Wir müssen daher die Gefahr unserer Bemühungen erkennen, weiterhin uns selber oder anderen Menschen zu helfen, sich auf Glauben, Beurteilungen und Überzeugungen zu verlassen, die ihre Quelle in Sinneserfahrungen haben, ohne sicherzustellen, daß die Mechanismen, mittels derer diese Erfahrungen vermittelt werden, befriedigend funktionieren.

Ich wage zu behaupten, daß die in diesem Buche beschriebenen Erfahrungen Licht auf den Weg werfen, auf dem das Funktionieren der Sinnes-Mechanismen soweit verbessert werden kann, daß sie eine gültigere Beurteilungsgrundlage für Selbstkritik liefern. Diejenigen, die mit der von mir beschriebenen Technik zum Aufbau einer bewußten Steuerung ihres Gebrauchs in der Praxis Erfahrung haben, stellten fest, daß ihnen der Vorgang die Gelegenheit gibt, dauernd die Gültigkeit ihrer Sinnesbeobachtungen und -eindrücke dessen, was geschieht, zu überprüfen. Denn sie sind jedesmal, wenn sie bewußt die

Direktiven für den neuen und verbesserten Gebrauch erteilen, gezwungen, andauernd *gewahr zu sein,* ob sie in die alte instinktive Fehlsteuerung ihres Gebrauchs zurückfallen oder nicht. Die Fehlsteuerung, die sie, verbunden mit der Unzuverlässigkeit der Sinne, ursprünglich dazu gebracht hatte, sich bezüglich dessen, was sie mit sich selber taten, zu täuschen. Weiter finden alle, die darüber hinaus das Prinzip, das diesem Vorgehen zugrunde liegt, zu ihrem Leitprinzip in allen ihren Handlungen machen, daß sie imstande werden, »Denken im Handeln« mit einer neuen Sinnes-Beobachtung des Gebrauchs ihrer selbst im Vorgang selbst zu verbinden. Dies bedeutet, daß sie nicht nur gewahr werden, wenn ihre Reaktion nicht die ist, die sie empfinden oder wünschen, sondern sie sind fähig, indem sie zur gleichen Zeit ein durchdachtes Wissen von den Mitteln für eine bessere Reaktion besitzen, bewußt die alte instinktive Reaktion in Schach zu halten, die sie hinderte, das Gewünschte zu tun.

Wenn eine Methode, die dies nachweislich an einem Individuum bewirken kann, zur Grundlage eines erzieherischen Modells gemacht würde, so daß die heranwachsende Generation eine gültigere Beurteilungsgrundlage für Selbstkritik erwerben könnte, als es heute mit dem vorherrschenden Zustand von Fehlsteuerung des Gebrauchs durch die Sinne möglich ist, würde dies nicht dazu führen, daß die instinktiven Reaktionen durch rationale Reaktionen ersetzt würden? Diejenigen instinktiven Reaktionen nämlich, die sich als rassistische oder andere Vorurteile, Herdentrieb, unangebrachte »Selbstbestimmung« und Rivalität usw. zeigen, die beklagenswerterweise unsere Bemühungen, Gutes zu tun für alle Menschen und den Frieden auf Erden, so sehr zum Stillstand bringen.

Anhang

Wie im Vorwort bereits angekündigt, folgt an dieser Stelle ein Nachdruck des offenen Briefes an Interessenten am Ausbildungskurs zum Lehrer der Alexander-Technik sowie ein Bericht über die Arbeit an der »kleinen Schule«. Der Leser wird schon bemerkt haben, daß beim Erwerben von Erfahrungen, wie man sich auf eine neue und ungewohnte Art bei der Ausführung von sowohl vertrauten wie unvertrauten Handlungen gebraucht, Zeit »das Wesentliche der Vereinbarung« ist. Die Erfahrung überzeugte mich, daß Kinder, die zu den normalen, halbstündigen Lektionen kamen, aber daneben die Schule besuchten oder den Rest des Tages verbrachten, ohne daß jemand beobachtet, wie sie die Arbeit in ihren alltäglichen Handlungen weiterführen, keine optimale Ausgangssituation haben. Ich kam zu dem Schluß, daß weitaus bessere Resultate erzielt werden könnten, wenn Lehrer der Alexander-Technik während des Schulalltags auf die Kinder achtgeben und ihnen helfen würden.

Den eigentlichen und unspektakulären Anfang nahm die kleine Schule am Ashley Place 16 in London so: 1924 wurde ein kleiner Junge von Indien nach Hause geschickt, da er, obwohl höchst intelligent, derart »nervös« und leicht erregbar war, daß er nach Ansicht seiner Eltern nicht mit den Bedingungen des gewöhnlichen Schulalltags zurechtkommen würde. Sie schickten ihn deshalb zu mir zum Unterricht. Als er ankam, stellte ich fest, daß der Gebrauch seiner selbst so außergewöhnlich schlecht war, daß ich ihn zusätzlich zu seinen Einzellektionen täglich länger bleiben ließ, damit ihm geholfen werden konnte, den neuen Gebrauch seiner selbst auf das Lesen, das Schreiben und andere Fächer anzuwenden. Eltern anderer Kinder, die zu dieser Zeit Unterricht nahmen, erkundigten sich, ob auch ihren Kindern diese Hilfe zuteil werden könnte – und so begann die kleine Schule. Seither kamen Kinder und Jugendliche jeglichen Alters, die Einzellektionen hatten, in die Klasse, um Erfahrungen darin zu sammeln, die Prinzipien und Verfahren der Technik auf andere Aktivitäten anzuwenden, wobei sie von ein paar Wochen bis zu einigen Semestern blieben. Natürlich unterscheidet sich die Arbeit der einzelnen Schüler nach ihrem Alter und ihren Bedürfnissen, aber alles ist auf dem der Technik innewohnenden Prinzip gegründet, daß das Ziel, für das sie arbeiten, weniger wichtig ist, verglichen damit, wie sie den Gebrauch ihrer selbst steuern, um dieses Ziel zu erreichen.

Für diese Weiterentwicklung meiner Arbeit schätze ich mich glücklich, folgende Mitarbeiter um mich zu haben: meinen Bruder Albert Redden Alexander, Ethel Webb und Irene Tasker, M. A., und seit jüngerer Zeit E. A. M. Goldie. Irene Tasker verfügte im Unterrichten schon über große und vielfältige Erfahrung sowohl privat als auch als Staatsangestellte, bevor sie Lehrerin meiner Technik wurde. Sie hat die Arbeit der Schule koordiniert und geleitet – seit Januar 1929 assistiert von E. A. M. Goldie –, und die Kinder konnten den Vorzug genießen, vom gesamten Mitarbeiterstab betreut zu werden.

Wir haben nun fünf Monate lang Erfahrungen mit dem Ausbildungskurs für Lehrer sammeln können. Unser Ziel während dieses ersten Abschnittes war es, die individuelle Arbeit der Studenten, die üblicherweise in Einzellektionen stattfindet, mit der Gruppenarbeit in Übereinstimmung zu bringen, was notwendig ist, um ihnen die Erfahrungen zu ermöglichen, die die Ausbildung zum Lehrer erfordert. Zu diesem Zwecke arbeiten die Studenten täglich einige Stunden unter der Aufsicht eines Lehrers und widmen den Rest des Tages der Weiterführung dieser Klassenarbeit, einander helfend und immer bestrebt, dem Prinzip der Technik nach zu leben. Die bis jetzt auf diesem Wege erzielten Resultate berechtigen uns zu glauben, daß diese Studenten am Ende der 18monatigen Ausbildung fähig sein werden, in der kleinen Schule weiterzuhelfen, wo sie unter Aufsicht mit den Kindern arbeiten. Die Kinder bekommen dadurch mehr individuelle Aufmerksamkeit, und so wird ihnen ein schnellerer Fortschritt ermöglicht.

Im folgenden offenen Brief findet der Leser Details über den Ausbildungskurs und einen Hinweis auf das Konzept für die zukünftige Entwicklung einer größeren Schule.

Offener Brief an künftige Teilnehmer eines Ausbildungskurses

Seit einigen Jahren mache ich mir viele Gedanken über befriedigende Mittel, wodurch Studenten dazu ausgebildet werden könnten, meine Technik weiterzugeben, wie ich sie in meinen Büchern *Men's Supreme Inheritance* und *Conscious Control of the Individual* beschrieben habe. Ich wurde darin von Mitgliedern medizinischer und anderer Berufe, die als Schüler zu mir kamen, unterstützt und ermutigt. Trotzdem habe ich gezögert, endgültige Pläne für die praktische Ausführung dieser Idee zu fassen, hauptsächlich,

1. weil ich es für ratsam hielt, zuerst die Meinung derjenigen zu veröffentlichen, die kompetent beurteilen können, ob ich Leute darin unterrichten soll, meine Arbeit fortzuführen;
2. weil die Schwierigkeiten bei meinen Versuchen, mögliche Studenten mit Material zu versorgen, um die notwendige Erfahrung im Unterrichten zu erwerben, eine Zeitlang unüberwindlich waren;
3. weil ich so sicher wie möglich zu sein wünschte, daß am Ende des ersten Kurses die Nachfrage nach Lehrern meiner Arbeit besteht.

Was den ersten Punkt betrifft, kann ich nun erzieherische und medizinische Autoritäten zitieren, die Gelegenheit gehabt haben, meine Arbeit zu beobachten und den Wert des ihr zugrunde liegenden Prinzips zu testen, und deren Unterstützung mich letztlich dazu gebracht hat, einen Lehrer-Ausbildungskurs zu beginnen.[37]

Was den zweiten Punkt angeht, kann ich nun zu meiner Befriedigung meine Studenten mit dem für die praktische Erfahrung notwendigen Material versorgen. Ich verbinde nämlich die Arbeit des Ausbildungskurses mit derjenigen in der kleinen Schule für Kinder und Jugendliche, die sich allmählich in Verbindung mit meiner Arbeit entwickelt hat. In dieser Schule werden Kinder allen Alters darin unterrichtet, wie sie die Prinzipien und Verfahren meiner Arbeit in ihrem Schulalltag anwenden können, und ich bin zuversichtlich, daß die Erfahrung, die bei der Verbindung der Arbeit im Kurs und mit diesen Schülern gewonnen werden kann, für alle Beteiligten von größtem Vorteil sein wird.

Was den dritten Punkt angeht: Die Anfragen von Medizinern und anderen, die meine Arbeit für Erziehung und Medizin nutzen möchten, berechtigen mich zu glauben, daß die Nachfrage nach Lehrern schnell ansteigen wird und vermutlich das Angebot übersteigen wird, wenn wir das Ende des Drei-Jahres-Kurses erreichen werden (1933). Um anzudeuten, welch weites Anwendungsfeld sich für Lehrer meiner Arbeit öffnet, möchte ich darauf hinweisen, daß während der letzten 26 Jahre Schüler nicht nur von den britischen Inseln und Irland kamen, sondern von verschiedenen Ländern Europas, von Australien, Neuseeland, Kanada, Südafrika, Südamerika, Ägypten, Indien und den Vereinigten Staaten. Die Anfragen von Leuten, die dann auch den Unterricht besucht haben, repräsentieren aber einen vergleichsweise nur kleinen Anteil gegenüber jenen, die nicht nach London kommen konnten und sich einen Lehrer meiner Arbeit näher an ihrem Wohnort wünschten. Diejenigen, die meine Bücher nicht gelesen haben, möchte ich darauf hinweisen, daß zukünftige Lehrer meiner Arbeit soweit ausgebildet werden müssen, die Prinzipien und Vorgehensweisen der Technik auf den Gebrauch ihrer selbst im Alltag anzuwenden, bevor sie selbst Leute darin zu unterweisen beginnen. Hierin liegt der Unterschied zwischen der vorgeschlagenen Ausbildung und allen anderen Formen, denn Studenten können Ausbildungskurse in Medizin, Physiologie, Theologie, Recht, Philosophie oder irgend etwas anderem besuchen, ohne daß die Art des Gebrauchs ihrer selbst in Frage gestellt würde. Aber in der Ausbildung zu diesem Lehrer muß von den Studenten beträchtliche individuelle Arbeit geleistet werden, um sich selbst befriedigend gebrauchen zu können, und erst wenn sie einen bestimmten Standard in ihrem Gebrauch erlangt haben, wird ihnen die Gelegenheit zu praktischer Erfahrung im Unterrichten gegeben werden.

Aber zusätzlich zu dieser individuellen Arbeit ist Klassenarbeit nötig, und für diesen Teil der Arbeit werden die Klassen auf fünf bis sechs Studenten beschränkt, wo sie mit erfahrenen Lehrern zusammenarbeiten. Wenn jedoch Studenten zusammenarbeiten, erhält jeder täglich abwechselnd die Gelegenheit, die Rolle eines Leiters oder Ratgebers für einen Teil der täglichen Arbeit anzunehmen.

Schon sind zwei namhafte Schenkungen im Hinblick auf die Gründung einer Stiftung angekündigt worden, um eine zukünftige Schule aufzubauen, in der die Lehrstellen mit Leuten besetzt werden, die kompetent gemäß der in meinen Büchern beschriebenen Technik unterrichten können. Der Earl of Lytton, Sir Lynden Macassey und Dr. Peter Macdonald haben sich bereit erklärt, sowohl dem Stiftungsrat beizutreten als auch Mitglieder einer Gesellschaft zu werden, die gegründet wird, um die Reichweite der Arbeit zu vergrößern.

22. Juli 1930 F. M. A.

Anmerkungen

1 Ich möchte klarstellen, daß ich, wenn ich mich des Wortes »Gebrauch« bediene, dies nicht in jenem begrenzten Sinne des Gebrauchs irgendeines bestimmten Körperteiles tue, wie z. B. wenn wir vom Gebrauch eines Arms oder eines Beins sprechen, sondern in einem viel weiteren und umfassenderen Sinne, bezogen auf das Arbeiten des Organismus im allgemeinen. Ich habe nämlich erkannt, daß der Gebrauch irgendeines bestimmten Körperteils wie des Arms oder des Beins notwendigerweise die verschiedenen psycho-physischen Mechanismen des Organismus mit ins Spiel bringt und daß dieses Zusammenwirken den Gebrauch des bestimmten Körperteils hervorruft.

2 Ich verwende das Wort »Vorbeugung« (und dies betrifft gleichermaßen das Wort »Kur«) nicht, weil ich es als meinem Zweck angemessen oder als völlig zutreffend erachte, sondern weil ich kein passenderes finde. »Vorbeugen«, im wahrsten Sinne des Wortes, setzt einen zufriedenstellenden Zustand voraus, dessen Veränderung zum Schlechteren vorgebeugt werden kann. In diesem Sinne ist Vorbeugen heute praktisch nicht möglich, da im zivilisierten menschlichen Wesen die Verhältnisse gegenwärtig so beschaffen sind, daß es schwierig sein dürfte, jemanden zu finden, der ganz frei von Anzeichen falschen Gebrauchs und Funktionierens ist. Wenn ich also die Worte »vorbeugen« und »kurieren« verwende, dann nur als relative Begriffe: Unter »vorbeugenden« Maßnahmen verstehe ich alle Versuche, falschen Gebrauch und falsches Funktionieren des Organismus ganz allgemein zu verhindern, als Mittel, um Fehler, Störungen und Krankheiten zu vermeiden; unter »kurierenden« Maßnahmen hingegen jene Methoden, die beim Behandeln von Fehlern, Störungen und Krankheiten den Einfluß falschen Gebrauches auf das Funktionieren nicht beachten.

3 Die ärztliche Diagnose lautete in meinem Falle: Schleimhautreizung der Kehle und der Nase sowie Entzündung der Stimmbänder, von denen es hieß, sie seien zu schlaff. Mein Halszäpfchen war sehr lang und verursachte ab und zu heftige Hustenanfälle. Aus diesem Grunde empfahlen mir zwei meiner medizinischen Ratgeber, es mit einer kleinen Operation zu verkürzen. Diesen befolgte ich aber nicht.

4 Das konnte gar nicht anders sein, mangelte es mir doch damals noch an jeglicher Erfahrung in der Beobachtungsweise, die nötig gewesen wäre, um Fehler im Gebrauch meiner selbst beim Sprechen aufzuspüren.

5 Obwohl es vermutlich korrekter wäre, die Formulierungen »die Gestalt vergrößern« und »die Gestalt verkleinern« zu verwenden, habe ich mich entschlossen, »die Gestalt verlängern« bzw. »die Gestalt verkürzen« zu gebrauchen, weil die Wörter »verlängern« und »verkürzen« die sind, die in diesem Zusammenhang am meisten verwendet werden.

6 Wenn ich die Worte »Steuerung« (»direction«) und »gesteuert« (»directed«) mit »Gebrauch« in Ausdrücken wie »Steuerung meines Gebrauchs« oder »ich steuerte den Gebrauch« usw. verbinde, dann bezeichne ich damit den Vorgang, der stattfindet, wenn vom Gehirn aus Befehle an die Mechanismen gesendet werden und die notwendige Energie zum Gebrauch dieser Mechanismen gelenkt wird.

7 Es könnte behauptet werden, daß ein Athlet, der mit Erfolg ein kompliziertes Kunststück vollführt, seine Bewegungen unter bewußter Kontrolle hat. Es ist selbstverständlich wahr, daß es ihm in sehr vielen Fällen durch Üben mit der »Versuch-und- Irrtum«-Methode gelingt, sich ein automatisches Können für das Ausführen der speziell zu diesem Kunststück notwendigen Bewegungen anzueignen; aber dies beweist in keiner Weise, daß er diese Bewegungen bewußt kontrolliert. Und sogar in jenen seltenen Fällen, in denen der Athlet bestimmte einzelne Bewegungen bewußt kontrolliert und koordiniert, kann trotzdem nicht behauptet werden, daß er bei seinem Auftreten den Gebrauch seiner selbst als Ganzes unter bewußter Kontrolle hat. Denn man kann mit Sicherheit annehmen, daß er nicht weiß, welcher Gebrauch seiner Mechanismen in ihrer Gesamtheit der bestmögliche ist für die einzelnen Bewegungen, die er auszuführen wünscht; geschieht nämlich, wie so oft, irgend etwas, das eine Veränderung in seinem gewohnten, allgemeinen Gebrauch seiner Mechanismen verursacht, so wird sein Können im Ausführen der einzelnen Bewegungen auch beeinträchtigt sein. Die praktische Erfahrung zeigt, daß er, wenn er einmal den ursprünglichen Stand seines Könnens verloren hat, ihn nicht leicht wiedergewinnen kann; und dies ist nicht verwunderlich, wenn man bedenkt, daß ihm das Wissen fehlt, um den allgemeinen Gebrauch seiner selbst zu steuern; das einzige Wissen, das ihm ermöglichen würde, den gewohnten Gebrauch seiner Mechanismen, der ihm sein Können ermöglicht hatte, wiederherzustellen. (In diesem Zusammenhang: Es sind viele Fälle bekannt, in denen Leute durch das absichtliche Nachahmen eines Stotterers selber zu Stotterern wurden und es trotz aller Bemühungen nicht mehr zustande brachten, ihr ursprüngliches Sprechvermögen wiederzugewinnen.)
Weil er diese Kenntnis nicht besitzt, muß sich der Athlet für die Steuerung des Arbeitens seiner Mechanismen wie das Tier auf sein Empfinden verlassen, und weil dieses Empfinden bei der Mehrzahl der Athle-

ten mehr oder weniger unzuverlässig geworden ist (eine Tatsache, die aufgezeigt werden kann), werden die für seine Aktivitäten eingesetzten Mechanismen gezwungenermaßen fehlgesteuert. Eine solche Steuerung, die so unüberlegt ist wie die des Tieres, kann nicht mit jener bewußten und überlegten Steuerung verglichen werden, die mit einer primären Kontrolle der Mechanismen des Selbst als Arbeitseinheit verbunden ist.

8 Der Ausdruck »Mittel-wodurch« soll in diesem Buch die rational geplanten Mittel bezeichnen, um ein Ziel zu erreichen. Diese Mittel bestehen sowohl aus dem Unterbinden des gewohnten Gebrauchs der Mechanismen des Organismus als auch aus der bewußten Projektion der neuen Direktiven, die für die Ausführung der verschiedenen Akte notwendig sind, die zu einem neuen und befriedigenden Gebrauch dieser Mechanismen gehören.

9 Der Ausdruck »alle zusammen, eine nach der anderen« bezeichnet die Idee dieser kombinierten Aktivität, die ich hier vermitteln möchte.

10 In diesem Zusammenhang könnte folgender Ausschnitt aus einer Vorlesung von Interesse sein, die Dr. A. Murdoch, Bexhill-on-Sea, am 6. März 1928 im St. Andrews (James Mackenzie) Institute hielt: »Herr Alexander hat die Theorie, auf der seine praktische Arbeit beruht, aus der Beobachtung der Bewegungen des Körpers als Ganzem gewonnen; er hat mit seltener Einsicht von damit zusammenhängenden verlorengegangenen, unwillkürlichen Reflexen Gebrauch gemacht, und indem er sie als neue, bedingte Reflexe wiederhergestellt hat, hat er den Grundstein für eine neue Betrachtungsweise der Krankheit, ihrer Diagnose und Behandlung gelegt.«

11 Bei diesem Verfahren beginnt das Subjekt mit dem bewußten Erteilen der Direktiven für das Mittel, wodurch es ein bestimmtes Ziel erreichen will, und im kritischen Augenblick, da es zur Verwirklichung dieses Zieles kommt, faßt es einen neuen Entschluß, nämlich, ob man diese »Mittel-wodurch« zur Verwirklichung des ursprünglichen Zieles oder irgendeines anderen einsetzen will.

12 Diese Tatsache kam bei meinen Untersuchungen ans Licht (siehe Kapitel 1, Seite 35f.) und kann bewiesen werden.

13 Ich möchte folgendes klarstellen: Immer, wenn ich im Zusammenhang mit dem menschlichen Organismus von »Gebrauch und Funktionieren« rede, denke ich nicht nur an die mechanische Aktivität als solche, sondern ich schließe darin *alle* Erscheinungen menschlicher Aktivität wie Auffassung oder Verstehen, Zustimmung-Zurückhalten oder -Geben, Denken, Überlegen, Befehle-Geben usw. mit ein. Denn die Manifestation solcher Aktivitäten kann nicht in den Gebrauch der Mechanismen und das damit zusammenhängende Funktionieren des Organismus aufgeteilt werden.

14 In diesem Zusammenhang ist sehr interessant, was Sir E. Holderness, die anerkannte Autorität auf dem Gebiete des Golfspielens, im *Evening Standard* vom 17. März 1928 geschrieben hat: »Dies ist die wahre Geschichte eines Freundes: Er litt darunter, daß er regelmäßig den Ball nach der Seite schlug, und voller Verzweiflung ging er zu einem Lehrer, der ihm eine Schnellkur anbot, indem er ihn die linke Hand auf das obere Ende des Schlägers und seine rechte darunter halten ließ. Dann forderte er ihn auf, mit Selbstvertrauen abzuschlagen. Es ist wunderschön zu erzählen: Die seitliche Drift verschwand, und für einen Nachmittag spielte er göttlich. Aber wo ein Teufel gewesen war, ersetzten ihn sieben andere, und während Wochen und Monaten erlitt er qualvolle Zerrungen und Gefühlslosigkeiten. Zuletzt war sein Zustand schlimmer als zuvor.«

15 Ich gebe selbstverständlich zu, daß ein falscher Gebrauch anderer Körperteile des Organismus einen unmittelbareren Einfluß auf das Problem des Golfspielers haben könnte; aber ich habe zur Veranschaulichung den falschen Gebrauch der Augen gewählt, weil sich die Experten darin einmütig einig sind (so einmütig sich Experten einig sein können), daß das Unvermögen, den Ball im Auge zu behalten, eines der häufigsten und hartnäckigsten Hindernisse für das Ausführen eines guten Schlages ist.

16 Erfolglose Bemühungen auf jedwelchem Gebiet erzeugen leicht emotionale Verstörungen, die einem gesunden Spiel nicht förderlich sind. Schon aus diesem Grunde sollte der Golfspieler, dessen Anstrengungen, die Anweisungen seines Lehrers zu befolgen, meist erfolglos bleiben, seinen Trainingsplan neu überdenken.

17 Auch muß man folgendes bedenken: Je größer sein Wunsch, dem Lehrer zu gehorchen, desto größer der Antrieb, seine Anstrengungen zu vermehren; und es ist so gut wie sicher, daß er bei seinen Versuchen, diesen Wunsch zu verwirklichen, die bereits übertriebene Muskelanspannung, die er üblicherweise für seinen Schlag gebraucht, unwillkürlich noch verstärkt und dadurch seine Chancen, einen guten Schlag zu vollführen, noch weiter verringert.

18 Unlängst kam ein Professor mit einer Bekannten, um einer Lektion beizuwohnen, die ich einer seiner Studentinnen erteilte, denn sie interessierten sich für ihren Fortschritt. »Sie sollten mit dieser Schülerin eigentlich keine Mühe haben«, sagte er, »denn sie ist voll guten Willens und sehr bestrebt, mitzuhelfen.« – »Ja«, erwiderte ich, »das ist eine der verhängnisvollsten Auswirkungen des ›Willens zu tun‹.« Daraufhin warf seine Begleiterin entsetzt die Arme hoch und rief: »Es ist doch wohl besser, den Willen zu tun zu haben als nicht, auch wenn er falsch ist.« Dies gab mir die Gelegenheit, darauf hinzuweisen, daß »falsch« bedeute, irgend etwas sei falsch gesteuert, und somit sagte

ihre Behauptung in Wirklichkeit aus, der zusätzliche Reiz des »Willens zu tun« wäre fördernd, obwohl er eine verstärkte Aufwendung von Energie in die falsche Richtung mit sich brachte. Es ist nicht der Grad des »Wollens« oder »Sich-Anstrengens«, sondern die Weise, mit der die Energie gelenkt wird, die das »Wollen« oder »Sich-Anstrengen« wirksam macht.

19 Dieser Vorgang ist dem Feuern eines Maschinengewehrs aus einem Flugzeug analog, wobei der Mechanismus zeitlich so koordiniert ist, daß jeder einzelne Schuß der Garbe zwischen den Propellerblättern hindurchgeht, wobei diese 1500 oder mehr Umdrehungen pro Minute machen.

20 Diese Kritik gilt den Methoden der Lehrer für alle Sportarten und Spiele, für Turnen, Rhythmik, Tanzen, Singen usw.

21 Nehmen wir an, es wäre möglich, bei einem Schüler eine zufriedenstellende Steuerung seines Gebrauchs und Funktionierens *augenblicklich* wiederherzustellen; sogar dann würde die Gewohnheit des Schülers, »nach dem Ziel zu streben«, bei jenen Tätigkeiten weiterbestehen, die er mit seinem alten, gewohnten Gebrauch eingeübt hatte; so zum Beispiel beim Golfspiel, wo er im Augenblick des Versuches, mittels seiner neuen, ungewohnten Steuerung des Gebrauchs den Ball zu schlagen, doch seine alte, vertraute Fehlsteuerung anwenden, die Augen vom Ball abwenden und einen schlechten Schlag vollführen würde.

22 Dieser Glaube wird wahrscheinlich von meinen Lesern geteilt und ist auch ganz verständlich, da es für jemanden, der nie die praktische Erfahrung des Arbeitens nach dem »Mittel-wodurch«-Prinzip gemacht hat, schwierig ist, zu ermessen, was Einheit der »physischen« und »psychischen« Vorgänge in der Praxis wirklich bedeutet.

23 Zum Beispiel wird er sich durch die Besserung seines Gebrauches einer größeren Dehnung und Kontraktion – d. h. einer größeren Beweglichkeit – des Brustkorbs bewußt werden. Die Zuverlässigkeit der Einschätzung der Sinneswahrnehmungen ist unabdingbar für jeden, der eine dauerhafte Veränderung von unbefriedigenden zu zufriedenstellenden Bedingungen für sein Funktionieren machen will.

24 Der Leser darf nicht glauben, diese Schwierigkeit sei nur diesem Schüler eigen gewesen; ich habe mit allen meinen Schülern ähnliche Erfahrungen gemacht.

25 John Dewey schreibt in seiner Einleitung zu *Constructive Conscious Control of the Individual:* »Das Wesen wissenschaftlicher Methode besteht nicht im Betrachten von Wirkungen in ihrer Gesamtheit; es besteht vielmehr in der Art, Wirkungen im einzelnen zu untersuchen. Es besteht in den Verfahren, durch welche man genau verfolgen und zeigen kann, wie bestimmte Ursachen, die zur Erklärung von Wirkungen

oder Folgen dienen, tatsächlich zu diesen Wirkungen führen und zu keinen anderen«.

26 Als Beispiel hierfür will ich anführen, was mir ein angehender Schüler bei seinem ersten Besuch sagte. Er erzählte unter anderem, daß er sich selbst von einem sehr starken Stottern befreit habe. Eines Tages sei er gezwungen gewesen, eine steile Treppe hinaufzurennen, um eine wichtige Nachricht zu überbringen, und zu seiner Überraschung habe er seit diesem Erlebnis immer ohne zu stottern sprechen können. Die meisten Leute würden dies natürlich als eine »Heilung« ansehen. Aber ich konnte dies nicht, weil ich sah, daß der allgemeine Gebrauch seiner selbst immer noch sehr schlecht war. Als ich ihm dies sagte, gab er zu, daß er unter anderen Schwierigkeiten litt, die meiner Ansicht nach einem »Stottern« in anderen Teilen seines Organismus gleichkamen. In der Tat hatte das Erlebnis, dem er seine Befreiung vom Stottern zuschrieb, die für den Stotterer typischen unbefriedigenden Zustandsbedingungen für den Gebrauch in ihm nicht in jene befriedigenden verwandelt, die einem Stotterer fehlen. Infolgedessen hätte jederzeit ein ähnliches Erlebnis genausogut einen Rückfall in sein stimmliches Stottern verursachen können, und da die unbefriedigende Art seines Gebrauchs immer noch vorhanden war, neigte er dazu, andere Störungen zu entwickeln.

27 Folgendes mag in diesem Zusammenhang interessant sein. Einer meiner Schüler erzählte mir, daß er Wutausbrüche zu haben pflegte, bevor er in meine Unterrichtsstunden kam, und daß er ihrer nicht Herr werden konnte. Aber seit unserer Zusammenarbeit kenne er diese Schwierigkeiten nicht mehr, und auch seine Familie habe diese Veränderung bemerkt. Ich sollte ihm nun erklären, wie es geschehen konnte, daß diese, wie er sie sah, »nervöse« oder »psychische« Erscheinung allein durch die Art Arbeit, wie ich sie pflegte, beeinflußt werden konnte. Ich stellte ihm zunächst die Frage, woran denn andere Leute bemerkt hätten, daß er außer Fassung geraten war. Er antwortete, daß sie es am Klang der Stimme, am Gesichtsausdruck, an seinem Blick oder an seinen Gebärden und seiner allgemein aufgeregten Art bemerkt hatten. Ich fragte ihn dann, wie anders diese Reaktionen möglich sein konnten als durch den Gebrauch dessen, was er als sein »körperliches« Selbst betrachtete? Zum Beispiel muß die Stimme gebraucht werden, wenn ihr Klang beurteilt werden soll, müssen die Augen gebraucht werden, wenn sie blitzen sollen, müssen die Gesichtsmuskeln zur Veränderung des Ausdrucks gebraucht werden; und um Aufregung zum Ausdruck bringen zu können, müssen die gesamten Mechanismen für den Gebrauch zu übertriebener Anspannung und Aktivität angeregt werden.

Verändere die Art des Gebrauchs, und du veränderst die Bedingungen in deinem gesamten Organismus! Die alte Reaktion, die mit der alten Art des Gebrauchs und mit den alten Voraussetzungen verbunden ist, kann darum nicht mehr stattfinden, weil die Mittel dazu nicht mehr bestehen. Mit anderen Worten: Die alte, gewohnte Reflex-Handlungsweise ist verändert worden und tritt nicht wieder auf. Wenn sich das Verlieren der Beherrschung nur mittels des Gebrauchs unserer selbst zeigen kann, folgt daraus, daß eine bewußte Steuerung eines sich verbessernden Gebrauchs uns zum ersten Mal in greifbare Nähe einer bewußten Kontrolle über die menschliche Reaktion und das menschliche Verhalten bringen wird.

28 Der verstorbene Joseph Rowntree beschrieb einmal nach einer Unterrichtsstunde bei mir meine Arbeit als »ein durch Überlegung vom Bekannten zum Unbekannten Führen, wobei das Bekannte das Falsche und das Unbekannte das Richtige ist«.

29 Jeder Arzt hat in seiner Kartei Fälle, bei denen er keine besondere Störung bestimmen konnte, die nach einer Behandlung verlangt hätte.

30 Ich bin jederzeit bereit, an einer geeigneten Person zu zeigen, wie eine vorübergehende Veränderung zu besseren Voraussetzungen für den Gebrauch in ganz kurzer Zeit erreicht werden kann. Der Patient wird allerdings nachher sehr schnell in seinen falschen gewohnten Gebrauch zurückfallen.

31 Ein Freund von mir, der Arzt ist, sagt, die Beschreibung dieser Empfindungen seitens des Patienten bildeten den einzigen Beweis, der einem Arzt zur Verfügung stünde, um den Fall als Angina Pectoris zu diagnostizieren.

32 10. Juli 1931. Vor einigen Tagen sah ich diesen Schüler wieder: Der gute Erfolg hält an. (F. M. A.)

33 Man wird sich daran erinnern, daß Sir James Mackenzie als Resultat von Untersuchungen, die er mit seinen Mitarbeitern am »St. Andrews Institute of Clinical Research« durchführte, fand, daß 70 Prozent der menschlichen Krankheiten noch nicht identifiziert sind. Ich habe auch, während ich schreibe, einen Artikel mit dem Titel »Des Arztes vergebliche Vermutungen« vor mir, in dem der medizinische Korrespondent von *The Times* den Einspruch bespricht, den das Gesundheitsministerium gegen die Einführung von Registrier-Karten erhoben hat, »mit der Begründung, daß unser Wissen bis jetzt unzureichend ist, um allgemeine Akten zu rechtfertigen«, und in der eindrucksvollen Bestätigung dieses Standpunktes zitiert er die Erkenntnisse des verstorbenen Sir James Mackenzie, auf die ich mich bezogen habe.

34 Das Wort »Generalist« wurde von meinem Freund Dr. Peter MacDonald aus York für mich geprägt.

35 Mit »natürlich« meine ich nicht »gewöhnlich«; in diesem Zusammen-

hang meint »natürlich« vielmehr das genaue Gegenteil von gewohnheitsmäßig.

36 Wir alle kennen Gelegenheiten, bei denen von uns wahrgenommene Eindrücke eines Geschehens nicht der genaue Eindruck der Natur dieses Geschehens war – so können unsere Sinnes-Mechanismen »kalt« wahrnehmen, während das Thermometer anderes anzeigt, und jemand kann verletzt werden und eine Bemerkung als leichtsinnig oder als Vorwurf auffassen, obwohl der Sprecher es nicht beabsichtigte und kein anderer Anwesender es so aufgefaßt hatte. Die an diesem Thema Interessierten können in den Zeitungen täglich den Beweis dafür finden, wie das Wahrnehmen von falschen Eindrücken zu falschen Beurteilungen auf allen Lebensgebieten führt.

Siehe dazu auch die Einleitung zu *Constructive Conscious Control of the Individual,* wo John Dewey schreibt:

»In allen Angelegenheiten, die das individuelle Selbst und seine Lebensführung betreffen, gibt es eine fehlerhafte und verminderte Einschätzung und Beurteilung der Sinneswahrnehmungen, zugleich bei uns wie bei unseren Handlungen, die unsere falsch eingestellten psycho-physischen Mechanismen begleiten. Sie bestimmt unseren Standard an Richtigkeit. Sie beeinflußt jede unserer Beobachtungen, Interpretationen und Beurteilungen. Sie ist *der* Faktor, der in jede Handlung und jeden Gedanken mit einfließt.«

37 Hier folgt im Original eine Aufzählung englischer Persönlichkeiten jener Zeit, deren Namen uns heute kaum noch etwas sagen, und deren Briefe, darunter ein längeres Zitat aus dem Vorwort zu *Constructive Conscious Control of the Individual* von John Dewey, das schon an anderem Ort auf deutsch erschienen ist. (Anm. d. Übers.)

Kontaktadressen

In verschiedenen Ländern bestehen Vereinigungen der Lehrer der Alexander-Technik, deren Kontaktadressen unten angegeben sind. Über sie können Lehrerlisten bezogen sowie Auskunft über Ausbildungsorte erhalten werden.

England und weltweit:
Society of Teachers of the Alexander Technique: STAT, 10 London House, 266 Fulham Road, London SW1O 9EL

Deutschland:
Gesellschaft der Lehrer der F. M. Alexander-Technik e.V.: GLAT, Postfach 5312, 79020 Freiburg

Schweiz:
Schweizerischer Verband der Lehrer der F. M. Alexander-Technik: SVLAT, Postfach, 8032 Zürich